一歩進んだ臨床のための

エンド治療Q&A
Evidence Based Endodontics

吉岡隆知 編

吉岡隆知　坂上　斉　山内隆守
古畑和人　須藤　享　吉岡俊彦 著
辺見浩一　八幡祥生

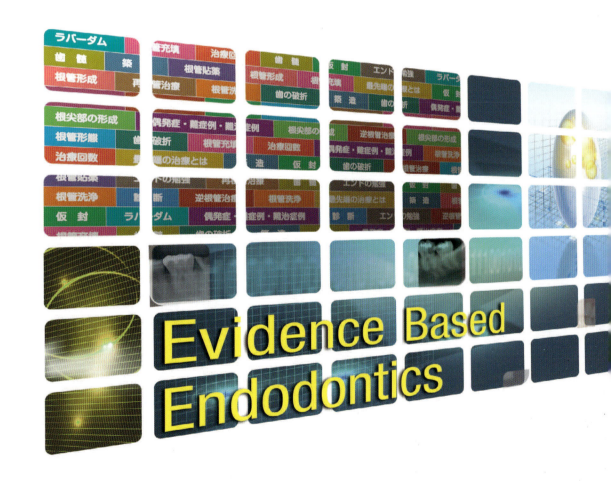

医歯薬出版株式会社

This book was originally published in Japanese
under the title of:

IPPO SUSUNDA RINSHO NO TAMENO ENDO CHIRYO Q & A
EVIDENCE BASED ENDODONTICS
(Evidence Based Endodontics Q & A : For Advanced Practice)

Editors:
YOSHIOKA, Takatomo
YOSHIOKA, Takatomo
   Yoshioka Dental Clinic

© 2016 1st ed.

ISHIYAKU PUBLISHERS, INC.
  7-10, Honkomagome 1 chome, Bunkyo-ku,
  Tokyo 113-8612, Japan

序　文

　マイクロスコープ，CBCT，MTA など最新器材の発展で歯内療法は進歩しているようであるが，恩恵を受けているのは実は一握りの歯科医師である．多くの歯科医師にとって歯内療法は従来と何も変わっていない．歯内療法のセミナーはたいてい製品を取り扱う業者主催であり，利益相反の観点から公平ではない．セミナーあるいは商業誌の記事を通して一般歯科医師のもとに届く情報の多くは，これら最新器材に関するものである．新たな器材はこれまでの悩みが解消するかのような期待感を抱かせるが，しばらくすると目が覚める．このような経験をした歯科医師は少なくないだろう．

　昨今，Evidence Based Dentistry（エビデンス・ベースト・デンティストリー）が叫ばれている．質の良い研究結果に基づいた正しい治療をやりましょう，ということであるが，歯内療法にエビデンスはどのくらいあるのだろう？　以前，根管充填法としてラテラルが良いのかバーティカルが良いのか，という議論があった．しかし最近は，その比較に関する議論は聞かなくなった．特に決定的な論文が出たわけではない．

　最近，ようやく MTA を用いた歯髄保存による臨床成績の報告が見られるようになってきた．NiTi ファイルを用いた根管形成が有効かどうかは，模型での研究ばかりである．多少，臨床成績の報告も見られるが，どちらかと言えばネガティブな結果になっている．ネガティブな結果はあまり紹介されないだろう．提示される情報は選択されているのである．

　Evidence Based Endodontics（エビデンス・ベースト・エンドドンティクス）は，どうも心許ない現状である．しかし，エビデンスの有無にかかわらず，臨床は毎日行わなくてはならない．どんなときでも何らかの根拠をもって対応したい．もし，良い論文が出て，これまでの常識が覆されたとしても，それまでの根拠で患者さんのためにできることをするしかない．

　本書では，歯内療法全般にわたり一般歯科医師が悩むと思われる質問を選び，Q&A 形式でまとめた．解説では前半で根拠となる論文をあげ，後半で臨床的対応をまとめた．図表を付与し，読者の理解の助けとした．さまざまな成書でよく示されている古い論文だけでなく，最近発表された新しい論文も採用するように，また総説などのエビデンスレベルが高い論文の採用を心掛けた．

2016 年 9 月

吉岡隆知

目次

序文 … 3
編著者，執筆者一覧 … 9

診断

デンタルX線写真で透過像がなければ，根尖部は正常と考えてよいですか？ … 10
CTの読み方がわかりません． … 11
打診痛および根尖部圧痛は，診断に影響しますか？ … 12
糖尿病があると根尖透過像は多くなりますか？ … 13

ラバーダム

ラバーダムは本当に必要ですか？ … 14
ラバーダムについて歯科医師はどう考えていますか？ また，患者はどう感じていますか？ … 15
海外ではラバーダムの使用率は高いのですか？ … 16
ラバーダムのかけ方を教えてください． … 17
ラバーダムがかけられないときの対応は？ … 18

歯髄

歯髄の電気診は何のための診査ですか？ どのように行えばよいですか？ … 19
歯髄の温度診が必要なときはいつですか？ どのように行えばよいですか？ … 20
歯髄の生死の判定はどのように行えばよいですか？ … 21
歯髄炎が可逆性かどうかを診断することはできますか？ … 22
間接覆髄はどのような場面で有効ですか？ … 23
齲蝕を除去中に露髄した場合，どうすればよいですか？ … 24
直接覆髄にはどんな材料が適していますか？ … 25
部分断髄とはどのような術式ですか？ … 26
直接覆髄の失敗として，どのような理由が考えられますか？ … 27
急性歯髄炎の際に，どこまで治療を行えば痛みを取り除けますか？ … 28
有髄歯をクラウンやブリッジのために形成すると，歯髄に影響はありますか？ … 29

根管形成

根管内の齲蝕は，どのくらい除去すればよいですか？ … 30
ファイルの使い分けは，どのように考えればよいですか？ … 31
手用ファイルの動かし方にはどのようなものがありますか？ … 32

全周（円周）ファイリングとは，どのようなものですか？ ……………………………… 33
湾曲根管の形成をする際，ファイルのプレカーブは必要ですか？ …………………… 34
湾曲した根管で，ファイルはどのようになっているのでしょうか？ ………………… 35
ファイルの滅菌は，どうしたらよいですか？ …………………………………………… 36
ファイルの交換時期に目安はありますか？ ……………………………………………… 37
NiTi ファイルは必要ですか？ ……………………………………………………………… 38
NiTi ファイル選択の基準は，どのようなものですか？ ………………………………… 39

根管長測定

電気的根管長測定がうまくできませんが，なぜでしょうか？ ………………………… 40
電気的根管長測定に影響を与える因子として，どのようなものが
考えられますか？ …………………………………………………………………………… 41
電気的根管長測定で根管にファイルを入れると，メーターが振り切れてしまいます．
どうしたらよいですか？ …………………………………………………………………… 42
電気的根管長測定器の機種によって，どのような違いがありますか？ ……………… 43
ペースメーカー患者に電気的根管長測定器は使用できますか？ ……………………… 44

根尖部の形成

根尖病変がある歯は，穿通しなければなりませんか？ ………………………………… 45
治療するたびに根尖部を拡大するように教わりましたが，よいのでしょうか？ …… 46
なかなか穿通できません．根管は，どうなっているのでしょうか？ ………………… 47
根管形成で，根尖孔はどのくらいの大きさに拡大すればよいですか？ ……………… 48

根管形態

MB2 ってそんなにたくさんありますか？ ………………………………………………… 49
イスマスの中は，何か処置をすべきですか？ …………………………………………… 50
近心中央根管とは，何ですか？ …………………………………………………………… 51

治療回数

治療の間隔はどのくらい空ければよいですか？ ………………………………………… 52
1 回治療と複数回治療の予後に違いはありますか？ …………………………………… 53

根管貼薬

根管貼薬は何がよいですか？ ……………………………………………………………… 54
水酸化カルシウムの貼薬は，どのくらいの期間行えばよいですか？ ………………… 55

根管貼薬は歯根の破折強度に影響しませんか？ …………………………………… 56
　　綿栓の使い方は，どのようにすればよいのですか？ …………………………… 57
　　根尖から何かの薬剤を押し出すとよいと聞きましたが，どんな薬剤ですか？ ……… 58
　　3Mix を使うとよいと聞きましたが，どのように使えばよいのでしょうか？ ……… 59

根管洗浄

　　根管洗浄剤には，どのようなものがありますか？ ……………………………… 60
　　NaOCl と H_2O_2 との交互洗浄に効果はありますか？ ………………………… 61
　　NaOCl は危ないので使いたくないのですが，使わないといけませんか？ ………… 62
　　NaOCl 水溶液の温度は洗浄効果に違いを与えますか？ ………………………… 63
　　根管洗浄で使う NaOCl は何％がよいですか？ ………………………………… 64
　　根管洗浄はどのくらいの時間，行えばよいですか？ …………………………… 65
　　根管洗浄中に患者さんが激痛を訴えました．なぜですか？ …………………… 66
　　根管内吸引洗浄法とは何ですか？ ………………………………………………… 67
　　超音波スケーラーを用いた根管洗浄の有効性はどうですか？ ………………… 68
　　貼薬した水酸化カルシウムの除去は，どうすればよいのですか？ …………… 69

仮　封

　　仮封には，何を使えばよいですか？ ……………………………………………… 70
　　仮封を行う際の注意点として，どのようなことがありますか？ ……………… 71

根管充填

　　根管充填はいつ行えばよいですか？ ……………………………………………… 72
　　根管充填前の細菌培養検査は，予後の予測に有効でしょうか？ ……………… 73
　　根管充填前に根管内のスメアは，除去したほうが良い結果を得られますか？ ……… 74
　　根管充填前の根管の乾燥は，どのように行えばよいですか？ ………………… 75
　　根管充填にシーラーは必要ですか？ ……………………………………………… 76
　　側方加圧充填の加圧は，どのくらいの力で行えばよいですか？ ……………… 77
　　側方加圧充填と垂直加圧充填はどちらが優れていますか？ …………………… 78
　　根管充填の到達度の違いは，予後に影響がありますか？ ……………………… 79
　　根管充填材の根尖孔外への溢出は，予後に影響があるでしょうか？ ………… 80
　　アンダーになってしまった根管充填を，やり直す必要はありますか？ ……… 81
　　側枝へ根管充填するには，どうしたらよいですか？ …………………………… 82
　　MTA 系シーラーはどのような評価ですか？ …………………………………… 83
　　接着性シーラーはどのような評価ですか？ ……………………………………… 84

築　造

- 築造時にラバーダムは必要ですか？ ……………………………………………………… 85
- ポストは必要ですか？ ………………………………………………………………………… 86
- ガッタパーチャは，ポスト形成後どのくらい残っていることが好ましいですか？ …… 87
- ポストと根管充填材の隙間は，問題ありませんか？ ……………………………………… 88
- ファイバーポストは歯根破折を予防できますか？ ………………………………………… 89

再根管治療

- コアの外し方を教えてください． …………………………………………………………… 90
- ポストの外し方を教えてください． ………………………………………………………… 91
- ガッタパーチャを効率的に除去するには，どうすればよいですか？ …………………… 92
- 再根管治療における根管形成の基準はありますか？ ……………………………………… 93

逆根管治療

- 歯根嚢胞は外科的に摘出しなくては治りませんか？ ……………………………………… 94
- 歯根端切除術にマイクロスコープは必要ですか？ ………………………………………… 95
- 逆根管充填材は何がよいですか？ …………………………………………………………… 96
- 第二大臼歯や口蓋根でも，歯根端切除術はできますか？ ………………………………… 97
- 歯根端切除術より意図的再植のほうが簡単ではないですか？ …………………………… 98

偶発症・難症例・難治症例

- 形成中にファイルが折れてしまいました．どのように対応すべきですか？ …………… 99
- 穿孔しました．どのように対応すればよいですか？ ……………………………………… 100
- 根管充填後あるいはクラウンセット後の不具合（痛み，腫れ，瘻孔の出現）には，どう対応すればよいですか？ …………………………………………………………… 101
- 痛みが出たら，仮封するよりも開放したほうがよいのですか？ ………………………… 102
- 術前の抗菌薬の投与は，フレアアップの予防に有効ですか？ …………………………… 103
- 抜髄時に麻酔が効きにくい場合は，どのように対応したらよいですか？ ……………… 104
- 浸出液がなかなか止まりません．どうすればよいですか？ ……………………………… 105
- 瘻孔が消えない症例では，どのような原因が考えられますか？ ………………………… 106

歯の破折

- 根管治療した歯は，咬頭被覆したほうがよいですか？ …………………………………… 107
- 垂直性歯根破折の診断は，どうすれば確実にできるのですか？ ………………………… 108
- 垂直性歯根破折の歯を残すことはできませんか？ ………………………………………… 109

最先端の治療とは

最先端の器材を使うと治療効果もよいですか？ ……………………………………… 110
根管治療に顕微鏡（マイクロスコープ）は必要ですか？ ………………………… 111
顕微鏡（マイクロスコープ）を買えば，誰でもうまく根管治療ができるように
なりますか？ ………………………………………………………………………… 112
バイオセラミックって何ですか？ ………………………………………………… 113
新しいバイオセラミックは，どういうときに使えますか？ …………………… 114
MTAをうまく使うためのコツはありますか？ …………………………………… 115
リバスクラリゼーションとは，どのような治療法ですか？ …………………… 116
Regenerative Endodonticsは，どのように行えばよいのですか？ …………… 117

エンドの勉強

コロナルリーケージとは何ですか？ ……………………………………………… 118
根管治療が苦手です．うまくなるにはどうすればよいですか？ ……………… 119
歯内療法に関する診療ガイドラインには，どのようなものがありますか？
また，どのように入手すればよいでしょうか？ ………………………………… 120
歯内療法の論文には，どのようなものがありますか？ ………………………… 121
学術論文には，どのようなものがありますか？ ………………………………… 122
地方在住で近くにエンドドンティスト（歯内療法専門医）がいません．
難しい根管治療にはどう対応すればよいですか？ ……………………………… 123

索引 …………………………………………………………………………………… 124

MTAの記載に関して

　MTA（Mineral Trioxide Aggregate）は逆根管充填材，穿孔封鎖材，根管充填材，覆髄材として海外では広く使用されている．基礎研究および臨床成績の報告も多く，MTA製材も各社より多数発売されている．しかしわが国では，MTAは覆髄材としてのみ薬事承認を受けている．一部，シーラーとして使用できるものもある．しかし，他の用途について薬事法の承認はない．

　保険診療では薬事承認のない材料を使用することはできないため，保険でMTAを逆根管充填材・穿孔封鎖材などとして使用することはできない．これらの用途でどうしても使用したい場合には，歯科医師の責任のもとに，MTAを使用することの利益と危険性を文書で説明し，患者の同意を得る必要がある．もちろん保険診療とはならない．

　本書はよりよい歯科臨床のために情報提供するものであり，MTAの使用を推奨するものではない．使用する場合はあくまでも使用する歯科医師の責任のもとに行っていただきたい．

編著者，執筆者一覧

【編著者】

吉岡隆知　Takatomo Yoshioka

1991 年　東京医科歯科大学歯学部卒業
1995 年　博士（歯学）
東京都開業　吉岡デンタルオフィス（歯内療法専門）
東京医科歯科大学非常勤講師
日本歯科保存学会専門医・指導医
日本歯内療法学会専門医

【執筆者】（順不同）

古畑和人　Kazuto Furuhata

2005 年　東京医科歯科大学歯学部卒業
埼玉県開業　医療法人社団慶歯会　古畑歯科医院

辺見浩一　Kouichi Henmi

2008 年　日本歯科大学生命歯学部卒業
東京都勤務　岡口歯科クリニック
東京医科歯科大学非常勤講師

坂上　斉　Hitoshi Sakaue

2007 年　東京医科歯科大学歯学部卒業
2012 年　博士（歯学）
東京都開業　坂上デンタルオフィス
日本歯科保存学会認定医
日本歯内療法学会専門医

須藤　享　Susumu Sudo

1995 年　横浜国立大学工学部卒業
1997 年　横浜国立大学大学院工学研究科修了
1997〜2002 年　石川島播磨重工業(株)勤務
2007 年　東京医科歯科大学歯学部卒業
宮城県開業　医療法人くすのき　南光台歯科医院

八幡祥生　Yoshio Yahata

2005 年　岩手医科大学歯学部卒業
2009 年　博士（歯学）
昭和大学歯学部歯科保存学講座歯内療法学部門 助教
West Virginia University Visiting Assistant Professor
日本歯科保存学会専門医

山内隆守　Takamori Yamauchi

2007 年　日本歯科大学生命歯学部卒業
東京都勤務　山内歯科医院

吉岡俊彦　Toshihiko Yoshioka

2007 年　東京医科歯科大学歯学部卒業
2012 年　博士（歯学）
広島県開業　吉岡デンタルキュア Endodontic center
東京医科歯科大学非常勤講師
日本歯内療法学会専門医

診断

Q デンタルX線写真で透過像がなければ，根尖部は正常と考えてよいですか？

A 根尖病変と根尖部透過像は同じではありません．デンタルでX線透過像がなくともCBCTで根尖部に病変が見られることはよくあります．

エビデンス

Bender IB, Seltzer S. Roentgenographic and direct observation of experimental lesions in bone：I. JADA. 1961；62：152-160.

　ヒト下顎骨に人工的な骨欠損をつくって，X線写真でどう見えるかを調べた古典的研究．
　皮質骨の欠損は，骨の穿孔，皮質骨内面の浸食，皮質骨外面からの破壊があるときにX線写真で読影できる．海綿骨の欠損はX線的に検出できない．骨内に広範な病変があっても，X線的には検出できない場合がある．

López FU, et al. Accuracy of cone-beam computed tomography and periapical radiography in apical periodontitis diagnosis. J Endod. 2014；40（12）：2057-2060.

　イヌを用いた動物実験．根尖病変をつくり，組織学所見，デンタルX線写真所見，およびCBCT所見を比較した研究．
　CBCTでの根尖病変の大きさに対して，根尖撮影では19%と過小評価したり，108%と過大評価したりしてしまうことがある．CBCTでは観察可能な6mm³（直径2.26mm）以下の根尖病変は，デンタルX線写真では発見困難であった．
　CBCT：Cone Beam Computed Tomography．歯科用小照射野X線CT

用語解説

歯内療法でのデンタルX線写真撮影には平行法，二等分法，偏心撮影法などがある．特に根尖を観察したいという意味で，英語論文では"periapical radiography"という用語をよく目にする．本書では根尖撮影と訳して使用している．

臨床での対応

　根尖部X線透過像の有無は根管治療を行う指標の一つとなるが，根尖病変はデンタルX線写真では評価できない．写るのは根尖病変により浸食された骨欠損である．根尖が歯槽骨や上顎洞底から突出していると，その根尖周囲には骨がないので，病変ができてもデンタルではほとんどわからない．必要に応じてCBCTを撮影して診査すべきである．
　CBCTは臨床的なゴールドスタンダード（最も信頼できる基準）とみなしてよい．ほとんどの根尖病変についてはデンタルX線写真よりも正確に診査可能である．写真左のデンタルX線写真では口蓋根の根尖病変は明瞭であるが，ほかはよくわからない．写真右のCBCTからは近心頬側根根尖に根尖部骨欠損があり，遠心頬側根根尖部は正常であることがわかる．

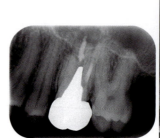
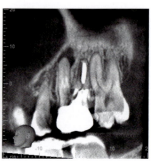

（吉岡隆知）

診　断

Q CTの読み方がわかりません．

A 現在，一般歯科でCTというと，CBCTを指します．CBCTの読影には，頭頸部および歯の解剖学的正常構造と病変の正確な知識が必要です．

エビデンス

Davies A, et al. The detection of periapical pathoses in root filled teeth using single and parallax periapical radiographs versus cone beam computed tomography - a clinical study. Int Endod J. 2015；48（6）：582-592.

　再根管治療を依頼された根管充填済みの100歯209根管について，以下の方法で確認できた根尖病変と根管数についての調査．グラフに結果を示す．
① 平行法のデンタルX線写真
② ①に偏心撮影を併用
③ CBCT
④ マイクロスコープ（根管探索のみ）での探索

【根尖病変について】
　CBCTではデンタルX線写真よりも有意に多く検出できた．偏心撮影は根尖病変の探索については1枚の平行法撮影よりも効果がなかった．

【根管の探索について】
　患歯は根管充填してあったので，偏心撮影のほうが平行法撮影より有意に多くの根管を探索できた．平行法撮影では重なりのために見つからない根管があった．CBCTとマイクロスコープで見つかった根管数に有意差はなかったが，マイクロスコープでは探索できなかった根管があった．

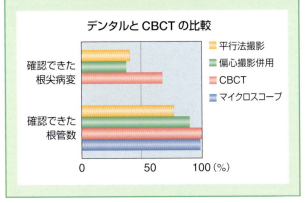

臨床での対応

　CBCTは，口腔の硬組織情報について臨床的なゴールドスタンダードと見なされることが多い．有益な画像情報を提供してくれるが，その特徴をよく知らなければならない．

　CBCTは各社から多種類の装置が発売されている．根管治療で利用できるものは，根管を精細に表示できる機種である．筆者は現行品のなかでは3DX（モリタ）が最もよいと感じている．根管の表示が苦手な機種で根管を読影しようとしても無理がある．

　読影に際しては歯根，根管，病変などを探しながら画像を操作する．インプラント，金属修復物，根管充填材によりアーチファクトが出現し，読影の妨げになる．読影の詳細については成書を参考にされたい．骨，歯および根管の正常構造を知ったうえでそれらを確認する．正常構造と異なると思われる部分は，病変である可能性が高い．

　下写真のデンタルX線像では 1| に根尖病変は見えないが，CBCTでは骨欠損像を確認できる（矢印）．X線入射方向の骨が厚いためにデンタルX線では骨欠損が見えにくくなっている．

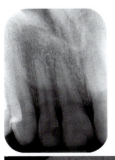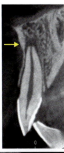
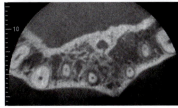

（吉岡隆知）

診断

Q 打診痛および根尖部圧痛は，診断に影響しますか？

A 打診痛は歯根周囲の炎症，根尖部圧痛は根尖周囲の炎症の存在を示しています．ただし，それぞれ単独で診断基準にできるほど明確な指標ではありません．

エビデンス

小林健二，奥村泰彦．歯の槌打による歯周組織の衝撃応答に関する研究．日歯保存誌．1993；36：206-224.
　打診は歯を槌打することにより生じる歯周組織の反応の変化から歯組織の状態を推測し，それを診断の一助とするものである．

Seltzer S, et al. The dynamics of pulp inflammation：correlation between diagnostic data and acute histologic findings in the pulp. Oral Surg. 1963；16：846-871.
　打診と組織学所見の関係を調べた研究．打診痛のある歯では歯髄壊死が見られた．打診痛には根尖周囲の炎症ではなく，炎症細胞を伴う浮腫が関与している．

Iqbal M, et al. An investigation into differential diagnosis of pulp and periapical pain：a PennEndo database study. J Endod. 2007；33（5）：548-551.
　歯髄炎と根尖性歯周炎を鑑別するのに，打診と根尖部圧痛を調べる触診は有効である．

Newton CW, et al. Identify and determine the metrics, hierarchy, and predictive value of all the parameters and/or methods used during endodontic diagnosis. J Endod. 2009；35（12）：1635-1644.
　打診痛と根尖部圧痛の診査は患歯の特定に役立つが，歯髄疾患と歯周疾患の鑑別はできない．
　打診痛は歯周組織の炎症を特定するのに信頼性の高い方法だが，規格化できずエンド病変に特異的でもない．

AAE. Endodontics colleagues for excellence. Endodontic diagnosis. AAE, 2013.
　歯内療法での診断についてのまとめ．書かれている内容を元に，各診断名毎の打診，根尖部圧痛に加えて咬合診査の反応について下表を作成した．

臨床での対応

　打診痛および根尖部圧痛の診査は頻繁に行われる診査法である．できれば患歯ごとのプロトコールを作成し，治療時および経過観察時の診査記録をつけることが望ましい．規格化できないとはいっても，痛みを訴える患者に対する説明の資料となる．

診断名	打診（percussion test）	触診（palpation）	咬合診査
臨床的正常歯髄	痛みなし	痛みなし	痛みなし
可逆性歯髄炎	痛みなし	痛みなし	中等度〜強い痛み
不可逆性歯髄炎	痛みなし〜弱い痛み		痛みなし〜弱い痛み
歯髄壊死	痛みなし〜強い痛み	痛みなし〜強い痛み	痛みなし〜強い痛み
歯根外部吸収	圧迫感		
急性（症候性）根尖性歯周炎	痛みあり	あまり当てにならない 症例により異なる	痛みあり
慢性（無症候性）根尖性歯周炎	反応なし〜少し過敏な反応がある．極端な反応はみられない		
慢性根尖膿瘍	瘻孔があるため，反応なし		
急性根尖膿瘍	強い過敏な反応あり	強い過敏な反応あり	
硬化性骨炎	反応なし〜弱い反応	反応なし〜弱い反応	

（吉岡隆知）

診断

Q 糖尿病があると根尖透過像は多くなりますか？

A はい．糖尿病患者では根尖病変の有病率が有意に高いと報告されています．

エビデンス

Lima SM, et al. Diabetes mellitus and inflammatory pulpal and periapical disease: a review. Int Endod J. 2013; 46 (8): 700-709.

臨床研究において，コントロールされていない糖尿病患者では根尖病変の有病率が高かった．
また，歯髄においても循環障害，免疫能力の低下などによって，歯髄壊死を起こすリスクが増加する傾向がある．

Marotta PS, et al. Type 2 diabetes mellitus and the prevalence of apical periodontitis and endodontic treatment in an adult Brazilian population. J Endod. 2012; 38 (3): 297-300.

ブラジル人の2型糖尿病患者30人と非患者60人の，残存歯における根尖病変の有病率を調査した研究．有病率は既根管治療歯（RCT）では糖尿病患者46％，非患者38％．未根管治療歯（noRCT）では糖尿病患者10％，非患者7％となり，合わせると糖尿病患者15％，非患者12％と有意な差が認められた．

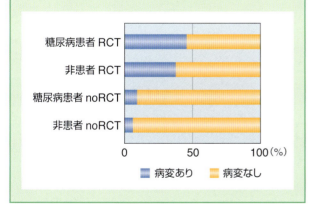

臨床での対応

糖尿病が歯周病のリスク因子であることは周知の事実であろう．歯内療法においても，根尖病変の有病率が高いことが報告されている．

しかし，特に根管治療の治療方針や処置の手順・内容などを変える必要はなく，通法通り正しい根管治療を行うことで，非患者と同様に治癒すると考えるべきである．

また，歯髄の循環障害などによる歯髄壊死の確率が高いとの報告もあることから，糖尿病患者においてX線写真による根尖病変の有無のスクリーニングは重要であると思われる．

用語解説

非外科的根管治療には以下の3つがある．
① 抜髄：生きている歯髄を除去して根管治療
② 感染根管治療：歯髄が死んだ状態で根管治療
③ 再治療：以前の根管治療のやり直し
このうち，保険治療では②と③が一緒になっている．「感染根管治療で根管充填材除去が難しい」という感想は間違った表現である．②と③を区別して治療にあたってほしい．

（吉岡俊彦）

ラバーダム

Q ラバーダムは本当に必要ですか？

A 必要です．根管治療の予後に影響します．

エビデンス

　根管治療におけるラバーダム使用の有効性を調べた研究はあまり多くない．以下に代表的な論文を紹介する．ラバーダム使用の有効性を示している論文だが，どちらも後ろ向き研究で，ラバーダム使用群と不使用群のn数のバランスが悪い．エビデンスレベルは高くないと考えられる．しかし，ラバーダムの有効性を否定する論文はないことに留意していただきたい．

> Van Nieuwenhuysen JP, et al. Retreatment or radiographic monitoring in endodontics. Int Endod J. 1994；27（2）：75-81.
>
> 　1,032本の再根管治療の予後（6カ月以上）を調べた調査．結果をグラフに示す．ラバーダムは51.1％の症例で使用された．ラバーダムの使用は治療結果に有意に影響があった．なお，本論文ではラバーダム使用群と不使用群に分けた記載はなかった．
>
>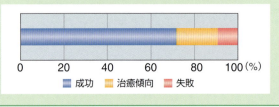
> ■成功　■治癒傾向　■失敗

> Lin PY, et al. The effect of rubber dam usage on the survival rate of teeth receiving initial root canal treatment：a nationwide population-based study. J Endod. 2014；40（11）：1733-1737.
>
> 　台湾の全人口2,350万人の99％をカバーする健康保険データベースを用いた研究である．2005年から2011年に治療された517,234歯を対象とし，ラバーダム使用群77,489歯および不使用群439,745歯の生存率（経過観察中に抜歯とならなかった率）を比較した．抜歯となったのは29,219歯であった．生存率はラバーダム使用群のほうが有意に高かった（$p < 0.0001$）．3.43年後の生存率はラバーダム使用群で90.3％，不使用群で88.8％で有意差が認められた（$p < 0.0001$）．

臨床での対応

　ラバーダムの最大のメリットは周囲組織を排除して術野を孤立化させ，治療をやりやすくすることである．ラバーダムを使用しないと，片手で唇や簡易防湿のワッテを押さえ，もう一方の手で器具操作するなど，両手がふさがる．ラバーダムをすれば両手が自由になる．唾液まみれの指でファイルが滑り落ちることを気にする必要もない．患者も術者も安心である．日常的に使用していれば短時間で装着できるようになるので，治療時間を圧迫することもないだろう．治療がやりやすくなるぶん，トータルの治療時間の短縮化になる．

　写真は根管治療を行う 21| のためのラバーダム装着例である．ラバーダムシートには 3| と 2|1 の穴を開け，歯を露出させた．小臼歯用のクランプをラバーシートの上から設置した．このように自由な発想で，どんな症例にでもラバーダムを使用したい．

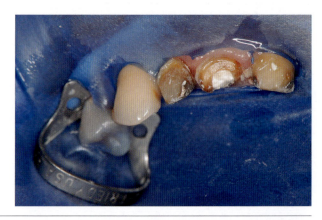

（吉岡隆知）

ラバーダム

Q ラバーダムについて歯科医師はどう考えていますか？ また，患者はどう感じていますか？

A 歯科医師は「患者はラバーダムを嫌がっている」と考えていますが，患者は「安心感があるので，ラバーダムをしてほしい」と感じています．

エビデンス

Whitworth JM, et al. Use of rubber dam and irrigant selection in UK general dental practice. Int Endod J. 2000；33（5）：435-441.

英国での National Health Service の歯科医師を対象としたアンケート調査．ラバーダムを使用しない理由として歯科医師が考えていることは，患者がラバーダムを好まない，治療費が安すぎて使えない，ラバーダム装着に時間がかかる，ラバーダムをかけられない，など．

吉川剛正ほか．根管処置におけるラバーダム使用の現状．日歯内療誌．2003；24（3）：83-86.

東京医科歯科大学に所属する研修医（卒後2年目）および歯内療法の教室員（卒後平均8.3年）を対象とした，ラバーダムに関する意識調査

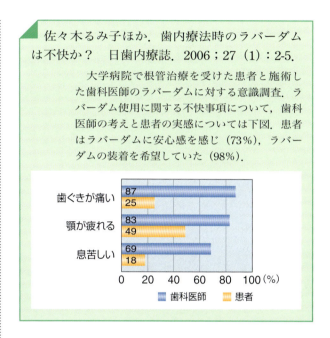

佐々木るみ子ほか．歯内療法時のラバーダムは不快か？ 日歯内療誌．2006；27（1）：2-5.

大学病院で根管治療を受けた患者と施術した歯科医師のラバーダムに対する意識調査．ラバーダム使用に関する不快事項について，歯科医師の考えと患者の実感については下図．患者はラバーダムに安心感を感じ（73％），ラバーダムの装着を希望していた（98％）．

Ahmad IA. Rubber dam usage for endodontic treatment: a review. Int Endod J. 2009；42（11）：963-972.

ラバーダムの各国の使用実態をまとめた総説．一般歯科医院での使用率は低く，その理由は装着時間，費用，歯科医師の意識などである．ラバーダム装着の訓練と日常的使用により歯科医師はラバーダムのメリットを理解できるであろう．

臨床での対応

　ラバーダム不使用は世界共通の悩みである．歯科医師がそのメリットを理解せず，いろいろと理由をつけて使用していない．ラバーダムは慣れてしまえば難しくないが，使用しない歯科医師は他の高度な治療はできてもラバーダムはかけられないのかもしれない．

　患者が嫌がる，というのは歯科医師の想像で，実際には患者は不快感を覚えることもなく，むしろ積極的に使用することを望んでいる．最近では，ラバーダムの存在を知った患者が，ラバーダムを歯科医院選択の基準にすることもあるようだ．歯科医師を啓蒙するよりも，患者に周知したほうがよいのかもしれない．

（吉岡隆知）

ラバーダム

Q 海外ではラバーダムの使用率は高いのですか？

A 専門医は必ずラバーダムを使用していると思われますが，一般歯科医師の使用率はあまり高くないようです．

エビデンス

Whitworth JM, et al. Use of rubber dam and irrigant selection in UK general dental practice. Int Endod J. 2000；33（5）：435-441.

英国での National Health Service の歯科医師を対象としたアンケート調査．根管治療時にラバーダムを常にあるいは頻繁に使うのは20％未満の歯科医師で，60％の歯科医師は使用しない．

Lynch CD, McConnell RJ. Attitudes and use of rubber dam by Irish general dental practitioners. Int Endod J. 2007；40（6）：427-432.

アイルランドの一般歯科医師を対象とした調査．修復治療よりも根管治療での使用頻度が高かった．根管治療での歯種別のラバーダム使用率は以下の通り．若い歯科医師，女性歯科医師のほうが使用率は高かった．

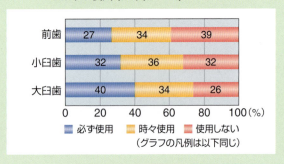

Savani GM, et al. Current trends in endodontic treatment by general dental practitioners：report of a United States national survey. J Endod. 2014；40（5）：618-624.

ADA会員2,000名を対象とした行われた，一般歯科医師が行う根管治療についての実態調査．84％が専門医に依頼せずに自分で根管治療を行っていた．ラバーダム使用率は下図．

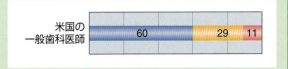

Lawson NC, et al.；National Dental PBRN Collaborative Group. General dentists' use of isolation techniques during root canal treatment：from the National Dental Practice-based Research Network. J Endod. 2015；41（8）：1219-1225.

National Dental Practice-based Research Network で行われた米国一般歯科医師のラバーダム使用率の調査．結果は下図．

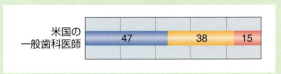

吉川剛正ほか．根管処置におけるラバーダム使用の現状．日歯内療誌．2003；24（3）：83-86.

歯内療法卒後研修を受講した一般歯科医師および日本歯内療法学会会員を対象としたアンケート調査．結果は下図．

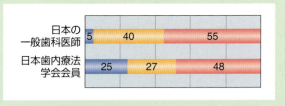

臨床での対応

ラバーダムの不使用は，日本の歯内療法のレベルが低い根拠としてよく例にあげられる．しかし，使用率は日本よりは高いものの，海外先進国でも一般歯科医師は必ずしもラバーダムを使用していない．

ラバーダムについて，一人ひとりの歯科医師が自覚をもって対応すべきであろう．ラバーダム装着により治療はやりやすくなるのだから，積極的に行うようにしたい．

（吉岡隆知）

ラバーダム

Q ラバーダムのかけ方を教えてください．

A 代表的な方法を3つ紹介します．

まず，クランプを試適する．写真の矢印方向に指で押して動かないことを確認する．

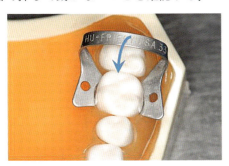

設置したクランプに対し，写真のようにラバーダムシートの穴を広げてクランプに通し，口腔内でラバーダムを設置する．

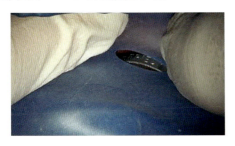

もう一つの方法は，試適したクランプを外して，口腔外でラバーダムシートの穴に通す．写真のようにクランプフォーセップスでクランプを保持し，口腔内に設置する．

どちらの方法でもラバーダムシートを広げてクランプの下にシートをいれたら，ラバーダムフレーム（ヤングのフレーム）のツメにゴムの張力を利用してシートをかけて，シワができないように張る．

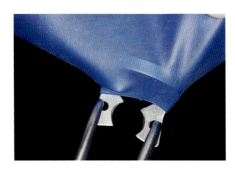

写真のように，上顎前歯部を含む口全体を覆うようにする．

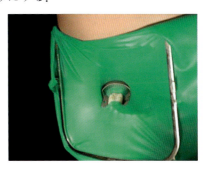

前歯部ではdouble bowのクランプを使用すると便利である．あらかじめフレームにラバーダムシートを張っておき，穴を患歯に通す．ラバーダムシートを左手の指で写真のように押さえながら右手でフォーセップスを持ち，ラバーダムシートを根尖方向に押し込みながらクランプを設置する．

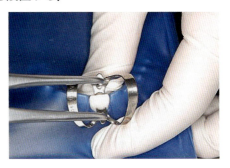

（吉岡隆知）

ラバーダム

Q ラバーダムがかけられないときの対応は？

A ラテックスアレルギーでかけられない場合と，歯冠崩壊のためにクランプがかけられない場合があります．それぞれ，対応法があります．歯冠崩壊の場合は，患歯を保存する必要が本当にあるかを，再度検討してください．

エビデンス

Kosti E, Lambrianidis T. Endodontic treatment in cases of allergic reaction to rubber dam. J Endod. 2002；28（11）：787-789.
　ラテックスアレルギーの患者への根管治療を行った症例報告．グローブはノンラテックス，シートはポリ塩化ビニル製を使用し，ファイルのラバーストップは使用せず，予約は一日の一番最初に入れて治療した．

星野　茂ほか．残根歯に対するラバーダム防湿法．日歯保存誌．1995；38：618-622.
　歯冠部歯質が崩壊し，クランプがかけられないような残根歯に対して，即時重合レジン製固定装置を作製し，良好なラバーダム防湿を得ることができた．

千田　彰．治療効果を高める保存修復技法の実践．日歯保存誌．2008；51（3）：221-225.
　歯冠崩壊歯に対して，バネの作用をする弓の部分が二重になっている Double Bow クランプを活用するとよい．このクランプは括約力が強い．

八幡祥生ほか．ラバーダムのために distal wedge operation を行った1例．日歯内療誌．2009；30（2）：84-88.
　遠心に歯肉縁下齲蝕を有する下顎第二大臼歯の根管治療時に歯周外科処置（distal wedge operation）を行い，確実なラバーダム装着が可能となった．

臨床での対応

　ラテックスアレルギーの患者にはノンラテックスのシート（フレキシダム［ロエコ，茂久田商会取扱］）を使用するとよい．同時にノンラテックスのグローブを使用しなければならない．治療時にラテックスアレルギーであることを忘れてしまうことがあるので，カルテに目印をつけるなど，考えられるかぎりの配慮が必要である．患者がラテックスアレルギーを申告しないかもしれないし，ラテックスアレルギーとフルーツのアレルギーは関連があるという説もある．術前の問診にも注意が必要である．

　残存歯質の量が少なくラバーダム防湿が困難な症例に対しては，電気メス，あるいはレーザーを用いた歯肉切除法や接着修復を応用した隔壁法を適用する．ただ，歯肉切除は診療ごとに施術を要することがある．また，歯根象牙質への接着が不確実なために，隔壁は外れやすいことがある．浸潤麻酔をして，歯肉にクランプをかけてしまうこともある．

　写真左は遠心隣接歯にクランプを設置したラバーダム装着法．写真右は Double Bow クランプ．

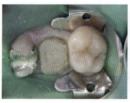
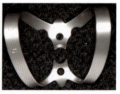

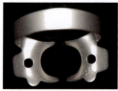
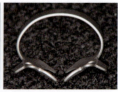

歯冠崩壊した歯にかけやすいタイプのクランプ（8A，デンテック）

（吉岡隆知）

歯髄

Q 歯髄の電気診は何のための診査ですか？どのように行えばよいですか？

A 電気歯髄診は歯髄の生活反応の確認を行う診査です．

エビデンス

> Lin J, Chandler NP. Electric pulp testing: a review. Int Endod J. 2008; 41 (5) : 365-374.
> ・電気歯髄診のみで歯髄の診断を行ってはいけない
> ・寒冷診と組み合わせることで80％以上の精度となる
> ・患歯の病歴や適切に撮影されたX線写真などの診査と合わせて評価する
> ・根未完成歯や外傷歯では，正確ではない場合があることを理解しておく
> ・隣接歯や歯肉と電気的に隔離する必要がある

> Jafarzadeh H, Abbott PV. Review of pulp sensibility tests. Part II: electric pulp tests and test cavities. Int Endod J. 2010; 43 (11) : 945-958.
> 一般に電気歯髄診は寒冷診よりも煩雑で正解率が低いと考えられているが，石灰化している歯髄や外傷後の経過観察などには電気歯髄診を行うべきである．ただし，外傷歯では偽陰性となることが多いので，注意を要する．

> Jespersen JJ, et al. Evaluation of dental pulp sensibility tests in a clinical setting. J Endod. 2014; 40 (3) : 351-354.
> 電気歯髄診の正解率は75％，寒冷診の正解率は90％と寒冷診のほうが正確さが高かった．特に電気歯髄診では偽陽性（失活歯が陽性を示す）が多かった．

臨床での対応

【歯髄の生死の判定】

電気歯髄診はデンタルX線写真や温度診で歯髄の生死の判定が曖昧だった場合に行う．また外傷歯において，歯髄の生死を経時的に診査する場合に行う．

【診査方法】

事前に患者には診査内容を説明し，ジーンと感じたら挙手をするように伝える．

クラウンや大きなアンレーが入っていて歯肉への電気漏洩が起こる場合には行えない．

まず隣接歯や反対側同名歯を対象歯として診査し，その後に患歯を診査する．

偽陽性・偽陰性が存在するので，その他の診査と併用し総合的に歯髄の生死を判定する．

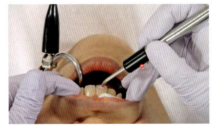
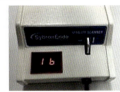

被験歯の反対側の口角に対極コードをつなぎ，通電性の高いペーストをプローブの先に付けて歯冠部に触れる
患者が感知して挙手したときの数値を記録する

（吉岡俊彦）

歯髄

Q 歯髄の温度診が必要なときはいつですか？どのように行えばよいですか？

A 歯髄の温度診は歯髄炎を起こしている患歯の特定や歯髄の生活反応の確認の際に行う診査です．

エビデンス

> Jafarzadeh H, Abbott PV. Review of pulp sensibility tests. Part I: general information and thermal tests. Int Endod J. 2010 ; 43(9): 738-762.
>
> 患歯の特定を行う場合，冷水痛がある場合には寒冷診を，温水痛がある場合には温熱診を行う．どちらもない場合には寒冷診を行う．
> 神経線維は他の組織に比べて，炎症に対し耐性があるため，周囲の歯髄組織が壊死した後も神経線維だけが存在し，温度診・電気歯髄診に反応する場合がある．

> Mejàre IA, et al. Diagnosis of the condition of the dental pulp: a systematic review. Int Endod J. 2012 ; 45(7): 597-613.
>
> 寒冷診の感度は75％以上との報告が多いが，特異度は10〜98％と報告によってばらつきがある．つまり，失活歯が寒冷診に反応してしまう偽陽性が多い場合がある．
> 温熱診は研究ごとに感度・特異度に非常にばらつきがある．
> 歯髄組織の炎症状態を臨床症状や温度診などで正確に評価するのは困難である．

> Jespersen JJ, et al. Evaluation of dental pulp sensibility tests in a clinical setting. J Endod. 2014 ; 40(3): 351-354.
>
> 21〜50歳に対する寒冷診は6〜20歳，51歳以上に比べて精度が高かった．

臨床での対応

【歯髄炎を起こしている歯の特定】

患者が自発痛・温水痛・冷水痛を訴えた場合，患歯の特定は，しばしば困難である．症状が強い場合には隣在歯や対合歯に症状が現れる場合もある．

そのような場合に，疑われるすべての歯に対して，寒冷診や温熱診を行い，患者の反応を確認する．患者の訴えている症状が再現される，または痛みが増悪する歯を探す．痛み反応の程度・持続時間も確認する．

【歯髄の生死の判定】

臨床症状やX線写真で歯髄の失活が疑われる場合，寒冷診・温熱診を行い，反応の有無を確認する．偽陽性・偽陰性が存在するので，その他の診査と併用し，総合的に歯髄の生死を判定する．

【診査方法】

事前に患者には診査内容を説明し，痛みを感じたら挙手をするように伝える．材料が口唇や粘膜には触れないように十分注意する．寒冷診では冷却材(パルパー[ジーシー]で冷却したスポンジなど；写真左)，温熱診では熱した材料(ストッピングなど；写真右)を歯冠中央部にあて，反応があったら離す．

これをまず，健全歯（可能であれば反対側同名歯）に行った後に，患歯および周囲の歯に行う．

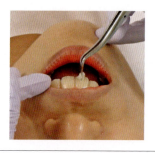 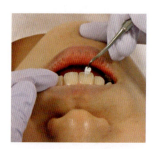

（吉岡俊彦）

歯髄

Q 歯髄の生死の判定はどのように行えばよいですか？

A 症状・病歴・口腔内所見・X線写真所見・温度診・電気歯髄診の診査結果を基に，総合的に歯髄の生死を判断します．

エビデンス

> Jespersen JJ, et al. Evaluation of dental pulp sensibility tests in a clinical setting. J Endod. 2014 ; 40 (3) : 351-354.
>
> 電気歯髄診と温度診（寒冷診）の正解率を下図に示す．

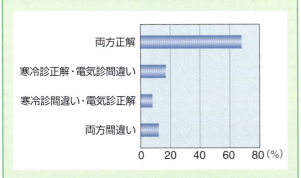

> また，両診査とも偽陰性は0％だった．つまり両者で失活と判定された場合は100％失活歯であった．

> Jafarzadeh H, Abbott PV. Review of pulp sensibility tests. Part I : general information and thermal tests. Int Endod J. 2010 ; 43 (9) : 738-762.
>
> 最初に患歯ではなく，健全と思われる部位（可能であれば反対側同名歯）に検査を行う．患者はこの診査でどのような反応が起こるのかを理解できるので，患歯における反応の正確さが向上する．

> Jafarzadeh H, Abbott PV. Review of pulp sensibility tests. Part II : electric pulp tests and test cavities. Int Endod J. 2010 ; 43 (11) : 945-958.
>
> 現在の歯科医療において不可逆的かつ侵襲的な切削診を行うことは，患者利益を考えると適切ではない．

臨床での対応

　根完成歯では，瘻孔やX線写真上の明らかな根尖部透過像など根尖性歯周炎を示す所見が認められた場合に失活歯と判断するべきである．

　しかし，そのようなハッキリとした所見がなく，患歯の特定が困難な場合，あるいは患歯歯髄の生死が把握できない場合には，打診などの検査に加え温度診・電気歯髄診を行い，それらの結果を基に生活歯か失活歯かの判断を行う．

　外傷歯の場合，血流は維持されているものの，温度や電気に対する感覚を失っている場合もあるため，より慎重に判断を行う必要がある．また，一時的に根尖部透過像が出現したり，根尖部の歯根吸収（transient apical breakdown）が起きる症例も報告されている．

　髄腔内の血流を可逆的に調べるレーザードップラー血流計やパルスオキシメータなどに関する研究報告はあるが，専用のマウスピースや機器が必要なため，日常臨床での応用は現状では困難である．

用語解説

次亜塩素酸ナトリウムの表記について．化学式はNaClOあるいはNaOClである．NaClOのほうが化学式の表記法としては正しいとされるが，NaOClが従来より使用されている．歯内療法分野の英語論文ではほとんどがNaOClを使用している．査読でNaOClがNaClOに直されたこともある．本書ではNaOClを用いている．

（吉岡俊彦）

歯髄

Q 歯髄炎が可逆性かどうかを診断することはできますか？

A 科学的な根拠をもって診断することはできません．臨床症状，歯髄診査，X線診査などの諸条件を勘案して，診断します．

エビデンス

Bjørndal L. Indirect pulp therapy and stepwise excavation. J Endod. 2008 ; 34 (7 Suppl) : S29-33.

2007年に開催された米国歯内療法学会と米国小児歯科学会共催の「歯髄処置の最新知見に関するシンポジウム」をまとめたJOE別冊に掲載された論文．
歯髄炎における「不可逆性」および「可逆性」という言葉は歯髄の状態を正確に表しているのではなく，歯科医師の臨床判断である．臨床的には症状の強い歯髄炎のときに不可逆性歯髄炎と診断される．臨床症状がないことは，歯髄に病理的変化がないことでなく，無症状に歯髄壊死となった結果かもしれない．

Mejàre IA, et al. Diagnosis of the condition of the dental pulp : a systematic review. Int Endod J. 2012 ; 45 (7) : 597-613.

深い齲蝕や外傷などの影響を受けた歯髄の状態を診断するために，症状や検査の正確さを評価したシステマティックレビュー．歯髄の状態を決定するために用いられる以下の項目は科学的根拠は不十分で，正確とはいえない．
・深い齲蝕があるけれども無症状の歯における，温熱診，寒冷診，電気診，あるいは打診
・痛みの有無や持続時間
・可逆性／不可逆性歯髄炎という診断

臨床での対応

抜髄を選択するとき，歯科医師は不可逆性歯髄炎という診断を下していることになる．齲蝕治療で抜髄を考えなくともよいとき，歯髄のことなどを考えずにレジン充填などの修復処置をしているが，実は可逆性歯髄炎の治療をしている．不可逆性歯髄炎は何らかの治療をしても歯髄壊死に陥る状態，可逆性歯髄炎は健康な状態に戻りうる状態である．

歯髄炎が可逆性か不可逆性かを判断するのに，診断基準はあるのだろうか．これらの文献では歯髄の可逆性を科学的根拠をもって診断することはできないことを示している．つまり，客観的に診断できる基準はなく，術者が任意に決定するしかない．失活の症状が現れるまで歯髄保存にチャレンジできる．

下のデンタルX線写真は39歳，女性のもので，6̄に顕著な痛みはない．多くの歯科医師が抜髄を選択すると思うが，それは不可逆性歯髄炎と診断したからではなく，歯髄保存治療ができないと判断するからだろう．病理学的に可逆性歯髄炎なのか不可逆性歯髄炎なのか診断することはできない．歯髄を保存するときの出血のコントロールができないかもしれないし，術後に痛みが出ることを恐れるかもしれない．このような状態を臨床的には不可逆性歯髄炎と診断する．抜髄を選択するとき，不可逆性歯髄炎かどうか，いま一度考えたい．

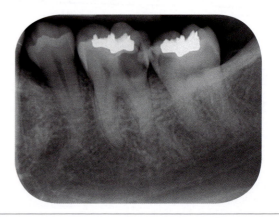

（吉岡隆知）

歯髄

Q 間接覆髄はどのような場面で有効ですか？

A 露髄のない齲蝕治療は，すべて間接覆髄といえます．齲蝕除去による露髄を考えなくとも良い場合は単なる間接覆髄，露髄が疑われる場合は暫間的間接覆髄（IPC）を行います．露髄の頻度が減少し，歯髄保存の可能性が高くなります．

エビデンス

Bjørndal L, et al. Treatment of deep caries lesions in adults : randomized clinical trials comparing stepwise vs. direct complete excavation, and direct pulp capping vs. partial pulpotomy. Eur J Oral Sci. 2010；118（3）：290-297.

　成人の深い齲蝕に対して，齲蝕の完全除去と段階的除去（ステップワイズエキスカベーション）を行って，1年以上の成功率を比較した研究．ステップワイズエキスカベーションとは，露髄の可能性がある深い齲蝕に対し，歯髄に近接した齲蝕を一部残し，覆髄材を貼薬し，数カ月後のリエントリーで齲蝕の完全除去と最終修復を行う方法である．暫間的間接覆髄（IPC）と同義である．この研究での成功基準は，「1年後に根尖に透過像がなく，歯髄試験に正常に反応する」ことである．
　その結果，ステップワイズエキスカベーションでは，完全除去と比較して露髄のリスクが低下し，1年後の成功率も高かった．

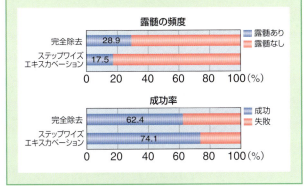

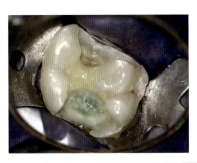

露髄の可能性がある齲窩中央の齲蝕を残して仮封し，リエントリーを行う

臨床での対応

　歯髄の側から考えると，齲蝕治療はすべて間接覆髄である．暫間的間接覆髄（IPC）では，露髄を避けるために歯髄に近接した齲蝕を一部残し，覆髄材で窩洞を充填して一定期間経過後にリエントリーを行う．
　具体的な手技を以下に示す．
① 術前診査：自発痛などがない，温度診，電気診によって歯髄が生活しており，さらにX線写真で根尖部に透過像がないことを確認．深い齲蝕の基準は，X線写真で象牙質厚さの3/4以上の透過像
② ラバーダム装着下で露髄が予想される中央部を残し，周囲の齲蝕象牙質を完全に除去
③ 残存齲蝕象牙質に，覆髄材（水酸化カルシウム製剤など）を貼付
④ 6～8カ月の経過観察期間を見越して，仮封材料を選択．酸化亜鉛ユージノールセメントを使用する報告が多いが，漏洩の観点からグラスアイオノマーセメントや接着性レジンを使用するほうがよいと思われる
⑤ 経過観察後，歯髄の生活性の確認，デンタルX線写真で第三象牙質の添加を確認したら覆髄材を除去し，齲蝕部にリエントリー．残存齲蝕は全て除去し，最終修復処置．齲蝕象牙質は硬化していることもある
⑥ 経過観察期間に，自発痛，根尖部透過像が現れ，歯髄壊死に陥った場合，根管治療に移行する

　IPCは，齲蝕の完全除去と比べると低侵襲性であり，露髄の頻度が少ない．歯髄保存の選択肢の一つとして有効である．一方で，IPCは実際にどの程度切削すれば露髄するかは臨床ではわからず，残す感染象牙質量をコントロールすることは難しい．初回のエントリーから，リエントリーまでの期間が長いので，患者の協力が必要である．また，漏洩を起こしにくい封鎖性の高い材料で仮封することが必要である．

（辺見浩一）

歯髄

Q 齲蝕を除去中に露髄した場合，どうすればよいですか？

A 歯根完成歯では部分断髄あるいは生活歯髄切断，根未完成歯では直接覆髄，部分断髄あるいは生活歯髄切断により，有髄歯のまま治療可能です．使用する材料としてはMTAでの治療成績が優れているようです．ただし，治療の成否は歯髄の状態に依存します．

エビデンス

Aguilar P, Linsuwanont P. Vital pulp therapy in vital permanent teeth with cariously exposed pulp：a systematic review. J Endod. 2011；37（5）：581-587.

齲蝕で露髄した歯に対する処置法を検討した，システマティックレビュー．直接覆髄，部分断髄，およびFull pulpotomy（生活歯髄切断）の治療成績を比較した．治療の成否は臨床症状とX線所見を基準とした．

直接覆髄と部分断髄が行われた症例では，「わずかな痛みないしは無症状で打診痛はない」場合と，「自発痛や打診痛のような不可逆性歯髄炎の症状が見られた」場合を治療対象としていた．一方，生活歯髄切断症例では根尖部透過像が見られた症例でも治療対象としていた．しかし，臨床症状と治療結果の関連は認められなかった．

図に覆髄材ごと（上）および根尖完成度別（下）の治療成功率を示す．直接覆髄の成功率にはばらつきがあるのに対し，部分断髄と生活歯髄切断は高い成功率を示していた．直接覆髄では炎症を起こした歯髄組織を残している可能性がある．炎症組織の除去が成否を分けたと考えられた．

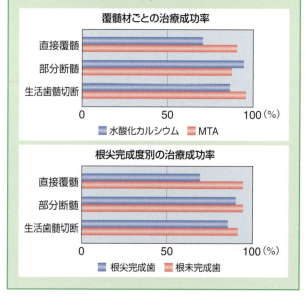

臨床での対応

有髄歯の処置のポイントは症例選択である．エビデンスで示したシステマティックレビューでは，治療法ごとの歯髄の状態は同じではないようである．日常われわれが行う臨床でも，歯髄の正確な診断をつけられないまま治療法を選択しているのが現状である．齲蝕が深くても露髄する前であれば，暫間的間接覆髄を選択できるが，露髄してしまった場合（写真）でも有髄歯として治療可能である．

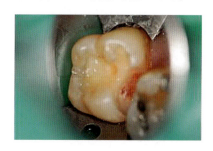

MTAを用いた直接覆髄，部分断髄あるいは生活歯髄切断は，根尖の状態にかかわらず高い成功率を期待できる．

これらの処置がうまくいかなかった場合は根管処置が必要となる．成功と判断されても歯髄腔は石灰化のために狭窄する場合がある．このことはこれまであまり問題視されていないが，考慮した治療法の選択が必要となるだろう．

（吉岡隆知）

歯髄

Q 直接覆髄にはどんな材料が適していますか？
A MTA が推奨されます．

エビデンス

Li Z, et al. Direct Pulp Capping with Calcium Hydroxide or Mineral Trioxide Aggregate : A Meta-analysis. J Endod. 2015；41(9)：1412-1417.

　直接覆髄材として，MTA と水酸化カルシウムの臨床成績を比較したメタアナリシス．
　成功率（自発痛，打診痛，瘻孔形成，異常な動揺，分岐部透過像，歯根膜腔拡大，歯根内外部吸収が，いずれもみられない），炎症反応，デンチンブリッジ形成能について比較した．すべてにおいて水酸化カルシウムよりも，MTA は有意に良好な結果を示した．

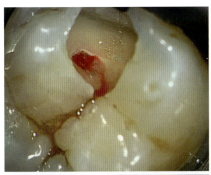

上顎第一大臼歯の齲蝕を除去後，露髄した

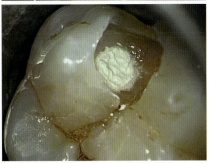

露髄面の止血を確認し，MTA にて直接覆髄を行った

臨床での対応

　生活歯における偶発的な露髄に対し，わが国では，2007 年より MTA が薬事承認され，覆髄材として利用できるようになった．MTA は良好な生体親和性，封鎖性，硬組織誘導能をもち，それまで主流だった水酸化カルシウムに代わる材料として注目されてきた．一方で，水酸化カルシウムとの比較研究は多く発表されたが，治療成績は同等のものや，逆転しているものなどさまざまであり，MTA の有効性は明確ではなかった．しかし，今回紹介したメタアナリシスにより，MTA が水酸化カルシウムより有効であることが示された．

　臨床的には，直接覆髄において材料の選択だけが成功の鍵ではないことを十分理解することが重要である．術前の診断，歯髄保存の妥当性，ラバーダムをはじめとした術中の感染の制御，漏洩を最小限とするためのすみやかな封鎖など，さまざまな因子を考慮しなければならない．

　MTA は適用部位の歯質や歯周組織を黒変させる報告がある[1]．審美領域への適用には注意が必要である．

1) Belobrov I, Parashos P. Treatment of tooth discoloration after the use of white mineral trioxide aggregate. J Endod. 2011；37(7)：1017-1020.

（辺見浩一）

歯髄

Q 部分断髄とはどのような術式ですか？

A 可逆性歯髄炎の歯冠部歯髄の一部を鋭利な器具で除去し，適切な材料で覆う術式です．

エビデンス

> Bjørndal L, et al. Treatment of deep caries lesions in adults: randomized clinical trials comparing stepwise vs. direct complete excavation, and direct pulp capping vs. partial pulpotomy. Eur J Oral Sci. 2010; 118 (3): 290-297.
>
> 　スウェーデンの平均年齢28歳の成人に対して行われた臨床調査で，成功率は直接覆髄で31.8%，部分断髄で34.5%であった．この調査での術式は以下の通り．
> 【直接覆髄】
> 　手用器具で齲蝕を完全に除去後，ラバーダムを装着して露髄部を生理食塩液で洗浄．止血後，水酸化カルシウム製材（Dycal）で直接覆髄し，その上をグラスアイオノマーセメントで覆う．1カ月後にグラスアイオノマーセメントを一層残してレジン充填する．
> 【部分断髄】
> 　注水下のダイヤモンドバーで歯髄組織を1～1.5mm除去する以外は，直接覆髄と同じ．

> Chailertvanitkul P, et al. Randomized control trial comparing calcium hydroxide and mineral trioxide aggregate for partial pulpotomies in cariously exposed pulps of permanent molars. Int Endod J. 2014; 47 (9): 835-842.
>
> 　7～10歳の第一大臼歯で咬合面齲蝕により露髄した症例．ラバーダム装着後，高速回転のフィッシャーバーを用い，注水下で齲窩を開拡後，低速ラウンドバーと手用器具で齲蝕象牙質を除去．露出した歯髄は注水下で滅菌したラウンドバーで2～3mm除去（部分断髄）．MTA（ProRoot, Dentsply）あるいはDycalを切断した歯髄の上にそっと置いた．その上を接着性レジンで覆い，窩洞をアマルガム充填した．2年間の経過観察で成功率はMTAが95%，Dycalが98%であった．

臨床での対応

　部分断髄は外傷歯の露髄に対して考案された方法であるが，齲蝕による露髄に対しても行われる．直接覆髄とは歯髄を一部除去するかどうかが異なる．

　使用する材料はMTAでもDycalでも差がないとの報告もある．根未完成歯では成功率が高いが，成人の歯での成功率は低い．予後不良の場合，激しい疼痛を引き起こすことがあるので，患者には術前によく説明して，納得しておいてもらう必要がある．なお，最近の報告では露髄部をNaOClなどでの洗浄はしていないようである．

　写真の症例は37歳，女性の 6 ．露髄部の歯髄を一部除去してMTA（Grey MTA plus, Avalon, 茂久田商会取扱）を貼付した．

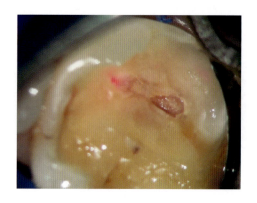

用語解説

　歯髄に関する治療法として以下の用語がある．日本語と英語を併記する．

抜髄	pulpectomy
断髄	pulpotomy, full pulpotomy, complete pulpotomy
部分断髄	partial pulpotomy
直接覆髄	direct pulp capping
間接覆髄	indirect pulp capping

（吉岡隆知）

歯髄

Q 直接覆髄の失敗として，どのような理由が考えられますか？

A 短期的には術前の歯髄の診断の誤り，直接覆髄時の操作，長期的には最終修復処置の不備があげられます．

エビデンス

Matsuo T, et al. A clinical study of direct pulp capping applied to carious-exposed pulps. J Endod. 1996；22（10）：551-556.

齲蝕を原因とした露髄に直接覆髄を行った44ケースの成功率と，治療におけるさまざまな因子との関連を調査した（調査期間：3〜36カ月，成功率：81.8％）．

出血の程度	成功率
微小	88.6％
30秒以上	55.6％

患者の年齢，歯種，温熱刺激，打診への反応の有無と露髄径は，成功率との関係を有しなかったが，露髄時の出血の程度は，成功率（p＝0.042）に関連があった．

Barthel CR, et al. Pulp capping of carious exposures：treatment outcome after 5 and 10 years：a retrospective study. J Endod. 2000；26（9）：525-528.

齲蝕を原因とした露髄に対し，水酸化カルシウムを使用した直接覆髄の長期予後に関する影響因子を調査．
　5年成功率…37％
　10年成功率…13.0％
最終修復が2日以内に行われた群では，それ以降に行われた群に比較し，有意に高い成功率を示した．
早期の適切な修復処置は，有意に長期予後に影響する．

Mente J, et al. Mineral trioxide aggregate or calcium hydroxide direct pulp capping：an analysis of the clinical treatment outcome. J Endod. 2010；36（5）：806-813.

MTAと水酸化カルシウムを使用した直接覆髄の長期予後（12〜80カ月：中央値27カ月）における影響因子の調査．
成功率：MTA…78％，水酸化カルシウム…60％
MTAでは，長期予後に影響ある因子はなかった．水酸化カルシウムでは，直接覆髄後の最終修復までの時間が2日以内の群で成功率が有意に高かった．

臨床での対応

　直接覆髄を成功させるためには，さまざまな因子を考慮しなければならない．直接覆髄後の短期的な経過においては，Matsuoらの報告にあるように，露髄時の出血の程度が大きく影響する．直接覆髄は露髄面をいかに封鎖し外界と遮断するかが鍵となる．露髄面の出血量が多くなると，その封鎖も困難である．また，出血が止まらない状態は不可逆性歯髄炎に陥っている可能性もあり，歯髄保存を行う術前の診断が誤っていることも考慮しなければならない．写真左では露髄面からの微小な出血を確認した．適切に止血を行うことができたので，MTAによる直接覆髄を行った（写真右）．

　長期的な経過では，Barthelらは，最終修復をいかに早く行うかが鍵としている．直接覆髄の操作において，適切に封鎖された露髄面をなるべく早く，適切に最終修復し，コロナルリーケージが少ない状態を維持することは，長期的な安定した経過に重要である．

　臨床的には直接覆髄は，齲蝕の程度や，露髄部位などにより毎回難易度が異なり，求められるテクニックも変わってくる．感染の制御を徹底し，露髄面を封鎖するための，すべての処置を適切に行うことが重要である．

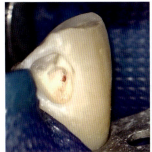 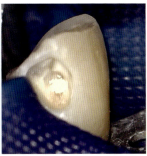

（辺見浩一）

歯髄

Q 急性歯髄炎の際に，どこまで治療を行えば痛みを取り除けますか？

A 時間のないときは麻酔をした後に鎮痛薬を処方するだけで，痛みを抑えられる可能性があります．

エビデンス

Sebastian R, et al. What is the effect of no endodontic debridement on postoperative pain for symptomatic teeth with pulpal necrosis? J Endod. 2016；42（3）：378-382.

　未根管処置歯に痛み（中等度～高度）をもつ患者95名を無作為に2つのグループに分け，術後の経過をみた研究．
　一方は，麻酔後に根管治療を行い，もう一方は麻酔のみとし，両方のグループに鎮痛薬を処方した．5日後には両グループともに痛みは治まっていた．2つの間に統計学的有意差はなかった．また，年齢，性別，歯種，痛みの度合いにも有意差はなかった．

Oguntebi BR, et al. Postoperative pain incidence related to the type of emergency treatment of symptomatic pulpitis. Oral Surg Oral Med Oral Pathol. 1992；73（4）：479-483.

　緊急性を要する痛みをもつ患者1,763名に対して，根管治療（抜髄，冠部歯髄一部除去，冠部歯髄全部除去）を行い，24時間以内に再度来院してもらい痛みの有無を調査した研究．
　冠部歯髄一部除去した患者に術後疼痛が多く，他と比べ有意差はみられたが，ほとんどの患者で痛みは治まっていた．

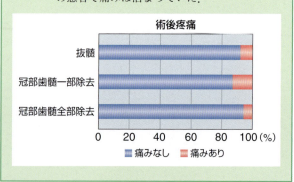

臨床での対応

　一般的に急性歯髄炎で受診する場合，時間的余裕が術者・患者の双方になく，応急処置になることが多い．痛みは不安を生み，不安は痛みの閾値を下げる．このことから，何とか時間を確保し，現在の状況とこれから行う処置を説明し，精神的ストレスを軽減させるべきである．
　自発痛を抑えるために，浸潤麻酔を行い，鎮痛薬を処方するだけでも，一時的な疼痛コントロールは可能なようである．時間など状況が許せば，咬合調整，根管治療（抜髄，冠部歯髄除去）を行う．その後，できるかぎり近日中の時間が確保できるときに，残りの処置を行う．
　また，急性歯髄炎と急性根尖性歯周炎が区別できないときは，エビデンスはないが抗菌薬も同時に処方することが有効なときもある．
　写真は 2| の急性歯髄炎で来院した78歳，女性のデンタルX線．歯髄腔が狭窄したために歯髄の生活性が低下し，齲蝕がなくても歯髄炎に陥ったと考えられた．歯髄診で生活反応を認め，根尖部に歯根膜腔の拡大が見られた．このように急性歯髄炎はX線写真では特徴的な所見が認められず，診断が難しいこともある．

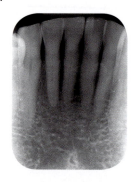

（山内隆守）

歯髄

Q 有髄歯をクラウンやブリッジのために形成すると，歯髄に影響はありますか？

A 形成直後，あるいは10年後，15年後，歯髄が失活する割合は増えていきます．術前に齲蝕や修復物があると，その傾向は高くなるようです．

エビデンス

Kontakiotis EG, et al. A prospective study of the incidence of asymptomatic pulp necrosis following crown preparation. Int Endod J. 2015; 48(6): 512-517.

　アテネ大学の卒前学生が患者33名の有髄歯120歯を形成し，クラウン装着時までの間に無症状に失活する頻度を調べた前向き研究．形成後に電気診で歯髄の生死を判定した．臨床症状が出現したような歯は対象歯から除いた．

　無症状の失活は術前に齲蝕や歯冠修復物のある歯で頻度が高かった．下顎前歯は小さいために形成により象牙質が薄くなり，術前が健全歯でも失活しやすかった．

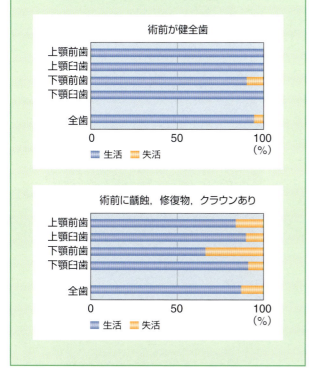

Cheung GS, et al. Fate of vital pulps beneath a metal-ceramic crown or a bridge retainer. Int Endod J. 2005; 38(8): 521-530.

　香港で行われた後ろ向き研究．単冠の陶材焼付冠あるいはブリッジを装着された歯の根尖部の状態をデンタルX線写真で判定した．

　単冠の陶材焼付冠では歯髄の生活性は高かったが，上顎前歯のブリッジでは高頻度で失活となった．下図に上顎前歯における歯髄生存率の経時変化を示す．

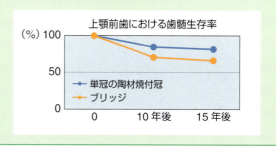

臨床での対応

　有髄歯での歯冠形成は日常的に行われる．有髄歯での象牙質切削は歯髄へ侵襲を加えていることになり，何らかの歯髄炎を惹起し，失活に至っても不思議ではない．

　ここで紹介した2つの論文では，電気診やX線診での判定で，歯髄の生活性の検査としては十分とは思われないが，形成直後から長期経過の間に失活に向かう可能性があることを示すには十分なデータと思われる．

　有髄歯での歯冠形成は避けられない場合もあるだろう．コーティングをするなど最善を尽くすとともに，短期～長期での歯髄失活について患者への説明でも誤解がないようにしたいものである．

（吉岡隆知）

根管形成

Q 根管内の齲蝕は，どのくらい除去すればよいですか？

A 明確な基準はありませんが，根管内に除去すべき齲蝕がある歯では，保存不可の可能性があります．

エビデンス

石黒仁和子ほか．下顎大臼歯の髄室床における齲蝕病変に関する組織学的観察．日歯保存誌．2000；43（4）：719-731.

深在性齲蝕を有する下顎大臼歯の髄床底を調べた研究．髄床底は分界線により上部と下部に分かれる．齲蝕は上部にとどまることがある．

臨床での対応

髄床底齲蝕について，石黒らの報告がある．慎重に髄床底齲蝕を除去して，探針が突き刺さらないような硬い下部の髄床底が現れれば，保存できるかもしれない．

根管齲蝕をどのくらい除去すればよいかと，ときどき質問されるが，根管齲蝕についての研究はあまり見当たらない．

写真の症例は |7 の再根管治療症例であるが，術前のデンタルX線写真で根管壁には十分な厚みがあるように見える（1）．髄腔内を見ると濃い茶色になっている（2）．根管壁に探針を突き立てるとその部分は軟らかく，齲蝕部分が剥離してきた（3）．さらに齲蝕を除去しても，齲蝕検知液で染まる部分があった（4）．この状態でデンタルX線写真を撮影すると，根管壁はずいぶん薄くなっていた（5）．齲蝕除去のためにさらに根管壁を削ると穿孔の恐れもあり，歯質が薄くなりすぎる．残念ながら保存不可と判断した．

このように，根管内に除去すべきような齲蝕があるのであれば，患歯の保存について，今一度検討したほうがよいだろう．迷うようであれば，徹底的に齲蝕を除去してから保存の是非を判断すべきである．

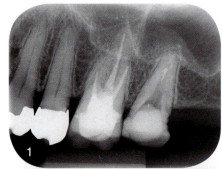
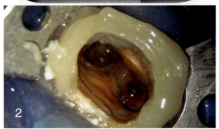
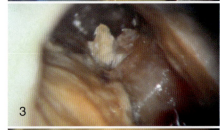
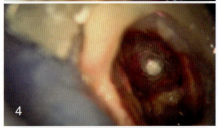
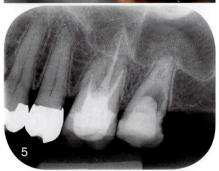

（吉岡隆知）

根管形成

Q ファイルの使い分けは，どのように考えればよいですか？

A ファイルは根管の探索，穿通の確認，ガッタパーチャ除去，根管形成などで用いられます．各種ファイルには利点欠点があるので，使用目的によって使い分けるのがよいでしょう．

エビデンス

> Savani GM, et al. Current trends in endodontic treatment by general dental practitioners : report of a United States national survey. J Endod. 2014 ; 40（5）: 618-624.
>
> 米国の一般歯科医師に対して行われた歯内療法に関する調査．使用器具などを臨床経験年数や卒後研修の有無などで評価している．使用ファイルに関しては下図のようになった．
>
> | 使用ファイル（複数回答） | % |
> |---|---|
> | NiTi ロータリーファイル | 74 |
> | SS ファイル | 68 |
> | NiTi 手用ファイル | 29 |
> | H ファイル | 22 |
> | C ファイル | 9 |
>
> NiTi：ニッケルチタン，SS：ステンレススチール
>
> また，NiTi ロータリーファイルの使用に関しては，臨床経験21年以上の歯科医師と比較し，11～20年の歯科医師は1.98倍，1～10年の歯科医師は4.38倍使用していた．卒後研修を5年間に5時間以上受けた歯科医師は，5時間以下の歯科医師と比較し2.29倍 NiTi ロータリーファイルを使用していた．
>
> 米国の一般歯科医師はさまざまなファイルを使用していた．また，臨床経験が短く，多くの卒後研修を受けた歯科医師ほど，NiTi ロータリーファイルを使用する傾向がみられた．

臨床での対応

現在，根管治療で用いられるファイルは材料によって NiTi 製，ステンレススチール製に分けられ，形態によって K ファイル，H ファイル，リーマー，および独自の形態に分けられる．NiTi ファイルは独自の形態を有しているものが多い．また，ファイルの動かし方も，手動，機械による回転運動，機械による反復運動（回転運動，上下運動）などがある．すべての器具に利点と欠点があることを理解し，臨床で用いるファイルには習熟している必要がある．

一般的に，ステンレススチールファイルは柔軟性に乏しいが破折しにくく，NiTi ファイルは柔軟性を有しているが破折しやすいと言われている．根管の探索では，ファイルにある程度の剛性（コシ）が必要である．プレカーブを付与して根管探索をする際はステンレススチールファイルが適している．

一方，NiTi ファイルは根管形成を行う際に用いると根尖部のトランスポーテーションが少ないと言われている．狭窄根管を穿通させる場合に，ファイルには大きなトルクがかかる．その場合にステンレススチールファイルは破折する前に伸びるので，ファイル破折を予見することができる．

NiTi ファイルでは突然ファイル破折を生じることがあり，ステンレススチールファイルよりも破折のリスクが高い．しかし，近年の NiTi ファイルは破折を防ぐために熱処理を行ったり，回転方法を工夫するといった改善が図られている．

日本において NiTi ファイルは卒前教育の教科書にも記載されており[1]，歯科医師国家試験においても出題されている．若い歯科医師にとって導入のハードルは低いと考えられる．しかし臨床での使用に際して，十分練習しファイルの特性を理解しなければファイル破折などの偶発症を引き起こす．NiTi ファイルの使用が増えても，プレカーブを付与した根管探索などの難しい根管形成の場面で用途があるため，ステンレススチールファイルの使用はなくならない．しかし現在，その訓練はほとんど行われていない．

---

1) 興地隆史．NiTi ロータリーファイルを用いた根管形成．中村　洋ほか編．歯内治療学　第4版．医歯薬出版，2012；142-144．

（坂上　斉）

根管形成

 手用ファイルの動かし方にはどのようなものがありますか？

 ターンアンドプル，ウォッチワインディング，リーミング，ファイリング，バランスドフォース等があります．

エビデンス

Cohen S, Burns RC. Pathways of the pulp. 7th ed. Mosby, 1998；213-218.
Roane JB, et al. The "balanced force" concept for instrumentation of curved canals. J Endod. 1985；11（5）：203-211.

ターンアンドプル
軽圧にて根尖方向へ力を入れ1/4回転させ，歯質に食い込ませ引き抜く

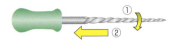

ウォッチワインディング
30°〜60°程度の回転を繰り返し，食い込んだ歯質を切削していく．レッジが起きにくい

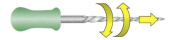

リーミング
時計回りに回転させ，根尖方向へ進めていく．歯質に食い込みやすいため，器具破折を起こしやすい

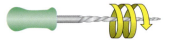

ファイリング
回転させず，押し引きを繰り返す．容易に根管壁にダメージを与え，レッジを形成しやすい

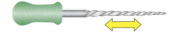

バランスドフォース
軽圧にて根尖方向へ進めながら，時計回りに90°，反時計回りに120°以上回転させる．時計方向への回転は軽圧にて行うように注意する

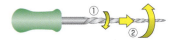

臨床での対応

手用ファイルは，材料によってステンレススチール製，NiTi製のものに分けられ，形態によってKファイル，Hファイル，リーマーなどに分けられる．同じファイルでも製造メーカーによって細部の形態や剛性が異なるため，使用するファイルには習熟する必要がある．

リーマーはリーミング操作にて，Hファイルはファイリング操作にて，主に用いられる．Hファイルはガッタパーチャ除去などで用いられることもある．

Kファイルはリーミング，ファイリング以外にもターンアンドプル，ウォッチワインディング，バランスドフォースなどのファイルの動かし方が可能である．リーミングやファイリングは根管形成時にアクシデントを生じやすく，通常，用いないほうがよい．Kファイルはさまざまな根管形成法に対応でき，有用なファイルである．

ステンレススチール製のKファイルのみでも，ターンアンドプルやウォッチワインディングを用いることにより湾曲根管の形成は可能である（写真）．この際に重要なことは，適切な髄腔開拡と根管の上部拡大である．

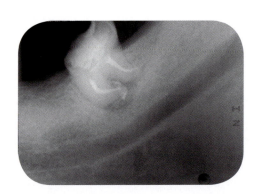

（坂上　斉）

Q 全周（円周）ファイリングとは，どのようなものですか？

A 楕円形の根管や太い根管において，根管内壁を均一に切削することを目的としたファイルの動かし方です．根管の解剖学的な形態を意識してファイルを挿入することは非常に重要ではありますが，全周ファイリングの効果は不確実です．

エビデンス

Wu MK, et al. The capability of two hand instrumentation techniques to remove the inner layer of dentine in oval canals. Int Endod J. 2003；36（3）：218-224.

楕円形の根管に対して，バランスドフォース法と全周ファイリング法を用いて根管形成したときに，根管内壁が切削できた割合を調べた論文．
全周ファイリングのほうが切削できた部分は多く見えるが，標準偏差が大きく，有意差は認めなかった（$p > 0.05$）．

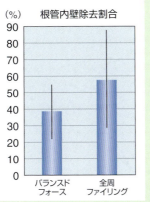

Al-Omari MA, Dummer PM. Canal blockage and debris extrusion with eight preparation techniques. J Endod. 1995；21（3）：154-158.

各種根管形成法を比較したところ，根管の閉鎖は全周ファイリングやアンチカーバチャーファイリング※において有意に発生し，溢出したデブリは全周ファイリングやアンチカーバチャーファイリングで有意に多かった．ファイリングを主とする根管形成法は，根管の閉鎖やデブリの溢出を起こしやすいと言える．

※アンチカーバチャーファイリング…根管の内湾部（デンジャーゾーン）を避け，外湾部（セーフゾーン）に押しつけてファイリングを行う方法

臨床での対応

楕円形の根管を回転切削器具にて処置すると，未切削部分を残存させてしまうか，あるいは健全歯質を過剰に切削してしまう．そのような根管に対して行われるのが，全周ファイリング（図）である．

全周ファイリングは，楕円形の根管（上顎小臼歯，上顎大臼歯口蓋根，下顎前歯，下顎大臼歯など）において，根管内壁を円形ではなく根管内壁に沿って楕円形に均一に切削することを目的としているが，その効果は不確実と言わざるをえない．全周ファイリングを用いても根管全体を切削することはできない．楕円形の根管の処置が困難であることを理解し，ファイルが触れることができない部分は十分に洗浄するように努め，術中の無菌的処置や仮封中の再感染の防止に努めることが重要である．

過度のファイリング操作は，削片による根管の閉鎖，過剰切削などを生じることがあり，慎むべきである．しかし，根管の形態を意識しファイル操作することは，今日でも重要である．

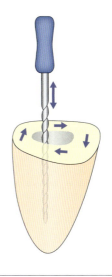

（坂上　斉）

根管形成

Q 湾曲根管の形成をする際，ファイルのプレカーブは必要ですか？

A ステンレススチール K ファイルを用いて湾曲根管を形成するには，プレカーブを付与したほうがよい場合があります．その際は，リーミングのような連続回転操作は避け，ウォッチワインディング，バランスドフォース，およびファイリングのような操作にて根管形成を行います．

エビデンス

Svec TA, Wang MM. The effect of instrument precurving on transportation in simulated curved canals. J Endod. 1998；24（2）：122-124.

30°の角度で急な湾曲と緩やかな湾曲を持った根管模型（根尖孔 #30）に対し，さまざまな角度のプレカーブを付与した #30 のステンレススチール K ファイルにて根管形成し，根尖部と湾曲部のトランスポーテーションの量（グラフ縦軸，mm）を評価した．

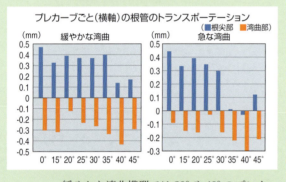

緩やかな湾曲模型では 20°や 40°のプレカーブを付与するとトランスポーテーションが少なく，急な湾曲模型では 25°や 35°のプレカーブを付与するとトランスポーテーションが少なかった．

Southard DW, et al. Instrumentation of curved molar root canals with the Roane technique. J Endod. 1987；13（10）：479-489.

湾曲した抜去歯に対して，プレカーブをつけずに K ファイルを用いてバランスドフォース法にて根管形成を行い，根管の変位を調べた．

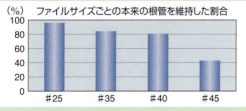

太いファイルでは本来の根管から逸脱しやすいことがわかる．

（坂上 斉）

臨床での対応

湾曲した根管に対して，太いファイルを根尖付近まで挿入したり，リーミングを多用して根管形成を行うと，本来の根管から逸脱してしまう．本来の根管形態を維持するためには，回転角度の少ないウォッチワインディング法やバランスドフォース法が推奨されるがプレカーブを付与したファイリングで根管形成を行うほうがよい場合もある．

また，ステンレススチールファイルでも細いファイルは柔軟性を有しているので，#10 や #15 などのファイルではプレカーブを必要としないが，号数が上がるにつれて柔軟性を失うためにプレカーブが必要となる．ステンレススチールファイルでもメーカーやファイル形態によって剛性は異なるため，画一的な基準を設けることはできず，挿入できるファイルの抵抗感によってプレカーブの程度を決める必要がある．

プレカーブは根管形成で用いるだけでなく，根管探索する際に付与する場合もある．これは根管形成で付与するプレカーブとは異なり，ファイル先端を鋭く小さく曲げる．鋭く小さく曲げたプレカーブは根管壁に拘束されずに側壁を探ることができる．これによりレッジが生じて穿通できなくなった根管でも，レッジを乗り越え穿通できるようになる[1]．

実際に #15K ファイルにプレカーブを付与した写真を示す．一般的にはプレカーブは右側のよう緩やかに大きな弧を描くように付与すると思われがちであるが，根管を探索するときは，左側のように先端のみに鋭く小さなプレカーブを付与する．鋭く小さく付与されたプレカーブで根管側壁を探るように動かすことで，レッジを乗り越えて本来の根管を穿通させたり，鋭く湾曲した根管を探索したりすることができる．

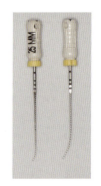

1) Mandel E, Friedman S. Endodontic retreatment：a rational approach to root canal reinstrumentation. J Endod. 1992；18（11）：565-569.

根管形成

Q 湾曲した根管で，ファイルはどのようになっているのでしょうか？

 ファイルには剛性があるため，湾曲根管では，歯根中央部で内湾部，根尖部では外湾部を切削します．太いファイルほど剛性が高いため，使用に際し注意が必要です．

エビデンス

Weine FS, et al. The effect of preparation procedures on original canal shape and on apical foramen shape. J Endod. 1975；1（8）：255-262.

　レジン製の模擬湾曲根管を用いて，湾曲根管内でのファイルの挙動を調べた研究．どのようなファイルを用いても，またリーミング，ファイリング，ターンアンドプルなど，どのようなファイルの動かし方をしても，湾曲した根管では歯根中央部において内湾を，根尖付近においては外湾を切削することになり，砂時計状（hourglass）の根管となってしまう（図）．このような根管のくびれの部分をエルボー（elbow）と呼び，根尖付近の外湾部の過剰に形成された部分をジップ（zip）と呼ぶ．

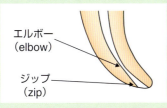

　また，ファイルを根尖孔より突き出して根管形成を行い根尖部を外側より観察すると，根尖孔は本来の形態を維持せず，涙滴状（teardrop-shape）の形態となる（図）．赤い線が根尖孔の外周．涙滴状を呈する．黒い部分が本来の根尖孔．これをトランスポーテーション（根尖孔の変位）という．

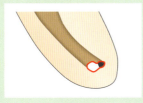

臨床での対応

　理想的な根管形成は，根管本来の形態を維持したまま，均一に根管内壁を切削することと考えられている．湾曲根管では，ファイルが有する剛性によって歯根中央部では内湾が切削される．一方，根尖付近では外湾が切削され，内湾は切削されない．そのためにレッジ（Ledge，図）やジップ，エルボーを生じることがある．レッジとは根管形成により根管外湾部を削り込んでしまい，穿通が困難になっている状態のことをいう．また，ジップやエルボーを生じた根管は，根管充填において根尖部の緊密な充填が困難となる．

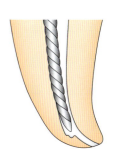

　すべての根管は湾曲している可能性がある．常に根管の解剖学的形態を意識し，湾曲の可能性を考慮しファイルを使用しなければならない．特に剛性の高い，太いファイルを使用する場合には，十分な注意が必要である．

　また，根管上部を適切に拡大することは根管の見かけ上の湾曲を減少させ，根尖部において根管に追従した根管形成が可能となる．

　レッジが生じ穿通が困難となってしまった根管においては，本来の根管の方向へあらかじめ湾曲（プレカーブ）させたファイルを用いれば穿通できることもあるが，一度生じてしまったレッジ，ジップ，エルボーを解消することは困難である．

（坂上　斉）

根管形成

Q ファイルの滅菌は，どうしたらよいですか？

A 超音波洗浄器とオートクレーブを併用した滅菌が推奨されます．

エビデンス

> Hurtt CA, Rossman LE. The sterilization of endodontic hand files. J Endod. 1996；22（6）：321-322.
>
> 　手用ファイルを用いて，各種滅菌方法の効果を調べた研究．細菌混濁液に浸漬し，乾熱滅菌（塩を用いた218℃の乾熱滅菌，15秒あるいは60秒），薬液滅菌（グルタールアルデヒドに12時間），オートクレーブ滅菌（121℃15分）で処理し，細菌培養を行った．
>
>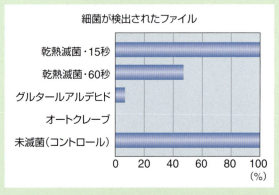
>
> オートクレーブ滅菌においてのみ完全な滅菌を行うことができた．

> Raju TB, et al. Sterilizing Endodontic Files by four different sterilization methods to prevent cross-infection - An *In-vitro* Study. J Int Oral Health. 2013；5（6）：108-112.
>
> 　#25 Kファイルを細菌混濁液に浸漬し，オートクレーブ121℃15分，ガラスビーズ乾熱滅菌240℃45秒，グルタールアルデヒド2.4％12時間，レーザー照射CO_2レーザー10W3秒（複数回）で処理し，細菌培養を行った．
> 　オートクレーブとレーザー滅菌では100％滅菌できたが，乾熱滅菌で90％，グルタールアルデヒドで80％しか滅菌できなかった．

臨床での対応

　ステンレススチールファイルでもNiTiファイルでも，滅菌はオートクレーブによる滅菌が推奨される．また，オートクレーブ滅菌の前に，超音波洗浄器などによる予備洗浄も効果があるという報告がある．ガラスビーズ等による乾熱滅菌および薬液による滅菌は不十分である．

　しかし，クロイツフェルトヤコブ病を引き起こすプリオンタンパクを考慮すると，オートクレーブによる滅菌も不十分である[1]．コストが許すならばファイルの1回使用がよいが，適切に滅菌処理されれば一般的な診療では繰り返しの使用も可能であろう．しかし，NiTiファイルにおいては頻回使用により破折抵抗性が低下するため，使用回数を検討する必要がある．

1) Joint AAE/CAE Special Committee on Single Use Endodontic Instruments（Dr. Gary Hartwell – Chair, Dr. Walter Bowles, Dr. Ove Peters, Dr. Marshall Peikoff and Dr. Calvin Torneck）

用語解説
　根管を切削した削片で除去しきれなかったものを残渣という．英語ではdebrisと書くが，最後の"s"は発音しないので，カタカナで表記する場合にはデブリと記載する．デブリスは間違いである．

（坂上　斉）

根管形成

Q ファイルの交換時期に目安はありますか？

A ファイルが伸びたり，強度に湾曲したら取り換えたほうがよいでしょう．また，NiTi ファイルでは使用回数を規定することもよいかもしれません．

エビデンス

Sotokawa T. An analysis of clinical breakage of root canal instruments. J Endod. 1988；14(2)：75-82.
> ステンレススチール K ファイルの表面や破断面を走査型電子顕微鏡にて観察し，ファイル破折が金属疲労によるものを示唆した論文．

Wu J, et al. Instrument separation analysis of multi-used ProTaper Universal rotary system during root canal therapy. J Endod. 2011；37(6)：758-763.
> NiTi ロータリーファイル（ProTaper Universal）を用いてファイル破折を臨床的に評価した論文．2,654 歯（6,154 根管）を治療し，歯数では 2.6%，根管数では 1.1% でファイル破折を生じた．

外川 正．歯内療法用器具の根管内破折防止法．日歯保存誌．1993；36(3)：868-873.
> ステンレススチールファイルを統一して管理し，ステンレススチールファイルの破折を防ぐ取り組み．ステンレススチールファイルを使用する回数，期間を設定し，それに従ってステンレススチールファイルを廃棄することにより，ファイル破折を未然に防ぐことができることを示した．

臨床での対応

根管治療を行ううえで，ファイル破折の問題は避けて通れない．ステンレススチールファイルでは一般的に破折する前に，伸びたり，屈曲して永久変形を生じるため，破折を予期しやすい（写真）．ステンレススチールファイルを使用する前には，ファイルの形態を確認し，変形を認めたらただちに破棄すべきである．それは治療開始時だけでなく，治療中でもファイルに負担がかかった後には，適宜，変形を確認する必要がある．一定のピッチでファイルに捻じりが加えてあるため，光の反射の変化に注意すれば，ファイルの変形を見つけることは容易である．

NiTi ファイルでは破折を予期することは難しい．使用前にファイルを確認し，変形の有無を確認することはもちろんであるが，それだけでは破折を予期できない．複数回の使用が可能な NiTi ファイルであれば使用回数を規定することは良い方法かもしれない．その際は，使用した歯の数ではなく，根管の数によって使用回数を規定するほうが理にかなっている．しかし，使用回数に明確なエビデンスはない．

ステンレススチールファイルでも使用回数や期間を規定して使用することは，破折を未然に防ぐために有用である．ただ理想的には，ステンレススチールファイルも NiTi ファイルも 1 回の使用で使い捨てにしたい．

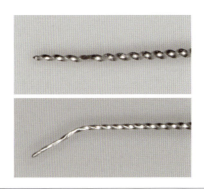

（坂上 斉）

根管形成

Q NiTi ファイルは必要ですか？

A 利便性の面からは，必要といってよいですが，根管治療の予後に与える影響という面からは，疑問が残ります．

エビデンス

スウェーデンではいろいろな地域や機関で一般臨床医向けに，NiTi ファイル使用の卒後教育セミナー（講義とハンズオン）が行われているようである．その効果について，いくつかの報告がある．

> Koch M, et al. Effect of educational intervention on adoption of new endodontic technology by general dental practitioners : a questionnaire survey. Int Endod J. 2009 ; 42（4）: 313-321.
>
> セミナー受講1年後の使用率を，セミナーを行わなかった群の使用率と比較した．セミナー受講群では89%が継続して使用しており，セミナーを行わなかった群よりも高い値だった．

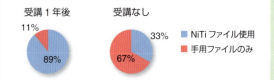

> Dahlström L, et al. Introducing nickel-titanium rotary instrumentation in a public dental service : the long-term effect on root filling quality. Oral Surg Oral Med Oral Pathol Oral Radiol Endod. 2011 ; 112（6）: 814-819.
>
> セミナー受講直後，および4年後の比較．良好な根管充填の割合が増えた一方，不良根管充填の割合に有意差はなかった．ファイル破折率は，2.7 → 3.5% と微増であった．

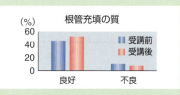

> Koch M, et al. Effect of education intervention on the quality and long-term outcomes of root canal treatment in general practice. Int Endod J. 2015 ; 48（7）: 680-689.
>
> セミナー前後の根管治療歯の予後について，デンタルX線写真にて比較（観察期間4または7年）．根管治療の成功率に差は見られなかった（68 → 67%）．

臨床での対応

NiTi ファイルは，その高い柔軟性と超弾性特性により，ステンレススチールファイルに比較して追従性の高い形成を実現できることや，根管形成に要するファイル本数を減らせるなどの利点を有していることは，疑いようのない事実である．

左記の論文は，一般臨床医が NiTi ファイルがどのように使用し，どのような結果を導いているか示している点が興味深い．Koch ら（2009）が示すように，臨床導入後は，高い使用率を維持することをからも，その利便性が高いことがうかがい知られる．しかしながら，Dahlström ら（2011）が指摘しているように，長期にわたり使用していたとしても，不良根管充填が生じる割合や，破折のリスクはあまり変わらないようである．NiTi ファイルの欠点である"器具破折"は，つねに付きまとうリスクである．

Koch ら（2015）は，NiTi ファイルの使用により，成功率が向上することはなかったとしている．このことは，たとえ NiTi ファイルを使用しても実際に機械的形成ができる根管壁はごく限られていること[1]，根管内からの細菌の除去に関し，ステンレススチールファイルと NiTi ファイルに差がない[2] 等の報告からも，推察される．NiTi ファイルの使用そのものが根管治療の予後に与える影響は限定的だと考えるべきであろう．

NiTi ファイルが非常に良い器具であり，今後も臨床の場でさらに存在感を増していくことは間違いない．しかし何に対して良いかは明確にする必要があり，現時点においては治療の予後の向上のためとは言い切れないであろう．

---

1) Peters OA, et al. Effects of four Ni-Ti preparation techniques on root canal geometry assessed by micro computed tomography. Int Endod J. 2001 ; 34(3): 221-230.
2) Dalton BC, et al. Bacterial reduction with nickel-titanium rotary instrumentation. J Endod. 1998 ; 24(11): 763-767.

（八幡祥生）

根管形成

Q NiTiファイル選択の基準は，どのようなものですか？

A NiTiファイルは，湾曲根管において本来の根管形態に沿った根管形成が可能ですが，ファイル破折の危険も伴います．根管の穿通や湾曲の確認にはステンレススチールファイルを用いることが多く，NiTiファイルを使用するならステンレススチールファイルにも習熟する必要があるでしょう．

エビデンス

> Parashos P, Messer HH. Questionnaire survey on the use of rotary nickel-titanium endodontic instruments by Australian dentists. Int Endod J. 2004 ; 37（4）: 249-259.
>
> 　2001年に行われたオーストラリアでの調査．NiTiファイルの使用率は一般医では22％，歯内療法専門医では63％であった．15年前の段階では一般医には低い普及率であったといえる．
> 　ファイル破折のリスクを重く考慮し，一般医での導入率は低かったが，専門医はリスクとベネフィットを考慮し導入していたと思われる．

臨床での対応

　NiTiファイルは柔軟性，超弾性特性，形状記憶などの特性を備えており，その特性を生かしさまざまなファイル形態が製品化されている．

　連続回転運動から始まったNiTiファイルの根管治療への応用であるが，現在は運動方向の変更，ファイル形態の進化，使用金属の改良，およびトルクコントロールを取り入れた機構などを組み合わせ，さまざまなシステムが開発されている．一般的にNiTiファイルはその柔軟性を生かし，湾曲根管において本来の根管に沿った根管形成が可能であると言われている．しかし，NiTiファイルを使用する前に，根管のネゴシエーション（穿通性の確認や湾曲の程度の確認など）ではステンレススチールファイルを用いることが多い．その点ではNiTiファイルを使用する前にステンレススチールファイルの使用に習熟する必要がある．

　使用金属，回転運動の改善，トルクコントロールの導入により使用するファイル本数を減らしても本来の根管に追従するように根管形成ができると言われるが，どのシステムでも同じように根管形成できるわけではなく，臨床使用の前に十分習熟し，システムの特性を理解しておく必要がある．

　従来のファイルでは清掃しづらかったイスマスやフィンを伴った扁平な根管に対して使用するNiTiファイルも開発されている．それらは従来のファイルとは異なった特殊なファイル形態をしており，使用方法も異なる．これらも臨床使用に際し十分習熟する必要があるが，予後への影響については現時点では不確定である．

　今後も，多くのファイルシステムが開発されるが，重要なことは根管の解剖的知識と根管治療に対するコンセプト（無菌的処置の重要性）であり，新しい製品が常に優れているとはかぎらないことを理解する必要がある．新しい製品は今までの治療を補ってくれる可能性があるだけであり，現在使用している器具に習熟し，知識を深めることも重要である．

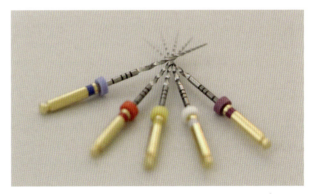

ProTaper Universal Rotary Files（日本ではメルファー プロテーパー）．テーパーに変化をもたせて，少ないファイル数で根管形成を終了することができる．2000年代初頭に発売されて以来，NiTiロータリーファイルで大きなシェアを占めている

（坂上　斉）

根管長測定

Q 電気的根管長測定がうまくできませんが，なぜでしょうか？

A 金属修復物や唾液等による電流の漏洩があると，計測できません．また，多量の血液や排膿があると，計測が不安定になるようです．

エビデンス

Gordon MP, Chandler NP. Electronic apex locators. Int Endod J. 2004；37（7）：425-437.

電気的根管長測定に関するレビュー．電流の漏洩は，金属修復物，齲蝕，唾液，他の根管内のファイル等の器具によって引き起こされる可能性がある．

Rivera EM, Seraji MK. Effect of recapitulation on accuracy of electronically determined canal length. Oral Surg Oral Med Oral Pathol. 1993；76（2）：225-230.

ヒト抜去前歯を根管形成．象牙質削片を除去するために根管洗浄を行ったグループと，根管洗浄を行わなかったグループに対し，電気的根管長測定法で作業長を測定．根管洗浄なしのグループは80%で閉塞し，電気的根管長測定法で決定できなかった．

根管洗浄	穿通	閉塞
あり	93%	7%
なし	20%	80%

Ebrahim AK, et al. The effects of file size, sodium hypochlorite and blood on the accuracy of Root ZX apex locator in enlarged root canals：an *in vitro* study. Aust Dent J. 2006；51（2）：153-157.

ヒト抜去下顎小臼歯を根管形成後，根管内にNaOClおよびヒト血液を満たし，メーター値がApexでの作業長を計測．
MAF（Master Apical File：根尖まで届く最も太いファイル）#80の根管において，計測に#10Kファイルを用いた場合，#80Kファイルを用いた場合よりも作業長が短かった．さらに根管内が，ヒト血液の場合はNaOClの場合よりも作業長が短かった．

臨床での対応

電気的根管長測定器に接続したファイルが歯質に触れた途端にメーターが振り切れるようであれば，電流が漏洩している．根管が周囲と絶縁状態になるよう，ラバーダムを使用するなど環境を整える必要がある．穿孔等による漏洩の可能性も検討する必要がある．また，金属修復物を残したまま治療せざるをえない場合は，漏洩に十分留意する必要がある．

根管形成中に発生する象牙質削片を除去しておくことも重要である．電気的根管長測定器の使用に際し，小さい号数のファイルで穿通性を確保（再帰ファイリング）しつつ根管形成を行い，十分な根管洗浄で削片を可及的に除去しておくことが重要である．

アクセスキャビティの直後に，歯髄組織や血液，排膿がおびただしい状態で電気的根管長測定器を用いると，計測が不安定になる可能性がある．まず根管上部形成と根管洗浄を行い，不安定要因を可及的に除去したのちに電気的根管長測定器を用いるべきである．

写真は，アクセスキャビティ時の排膿（左）と，根管内吸引洗浄後に排膿が落ち着いた状態（右）．

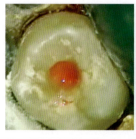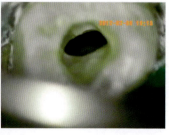

（須藤　享）

根管長測定

Q 電気的根管長測定に影響を与える因子として，どのようなものが考えられますか？

A 根尖孔の大きさ，計測に用いるファイルのサイズ，根管内溶液などの要因があります．

エビデンス

ElAyouti A, et al. Determining the apical terminus of root-end resected teeth using three modern apex locators: a comparative *ex vivo* study. Int Endod J. 2005; 38 (11): 827-833.

　　ヒト抜去臼歯を根管形成後，#15ファイルにてメーター値がApexでのファイル先端から根尖孔までの距離を計測．グループB（根尖孔が#70〜#90）がグループA（#50〜#60）に対し，有意に根尖孔からの距離が大きかった（$p < 0.05$）．

Tsesis I, et al. The precision of electronic apex locators in working length determination: a systematic review and meta-analysis of the literature. J Endod. 2015; 41 (11): 1818-1823.

　　電気的根管長測定の正確性に関するレビュー．Root ZX（モリタ製作所）とJusty II（吉田製作所）において，計測時の根管内溶液がH_2O_2の場合，NaOClに比べファイル先端から根尖孔までの距離が有意に小さかった（$p < 0.05$）．また，根管内組織が生活歯髄と壊死歯髄では，電気的根管長測定の計測結果に有意差はなかった．

Ebrahim AK, et al. *Ex vivo* evaluation of the ability of four different electronic apex locators to determine the working length in teeth with various foramen diameters. Aust Dent J. 2006; 51 (3): 258-262.

　　ヒト抜去下顎小臼歯を，約0.8mmから約1.5mmまで段階的に根尖孔を拡大しつつ電気的根管長測定法で作業長を測定．測定には#10Kファイルと，根尖孔径に近いサイズのKファイルを用いた．その結果，#10Kファイルを用いた場合，根尖孔径に近いファイルに比べファイル先端から根尖孔までの距離が長く計測された．

臨床での対応

電気的根管長測定が不正確となる要因として，以下のものがあげられる．

- 大きな根尖孔
- MAF（Master Apical File：根尖まで届く最も太いファイル）よりもかなり細いファイルを計測に用いる
- 根管洗浄液や血液の存在
- 歯根吸収や根未完成歯
- 歯根破折
- 穿孔　　など

正確性を高めるには，ラバーダムを用いて漏洩を防ぎ，MAFに近いファイルを計測に用い，根管内をよく洗浄し，血液や削片を極力除いておくことが重要である．出血や排膿が続いている状態で電気的根管長測定を行うことは避けたほうがいい．

電気的根管長測定で術前の予想よりも短い位置で根尖を指す場合，ファイル試適時のX線写真を併用することも有効である．写真はファイル試適時のX線写真．電気的根管長測定後のファイル試適でアンダーであった（左）ため，さらにファイルを進めて根尖孔付近に到達しているのを確認した（右）．

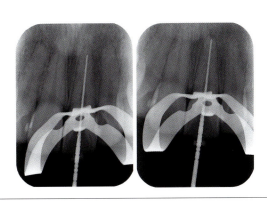

（須藤 享）

根管長測定

Q 電気的根管長測定で根管にファイルを入れると，メーターが振り切れてしまいます．どうしたらよいですか？

A 根管内を十分観察し，金属修復物や穿孔がないかを確認します．その後，根管内を乾燥させ，薄い歯質や髄管による漏洩を排除し，根尖孔となるべく一致したファイル径にて測定を行うとよいでしょう．

エビデンス

Shin HS, et al. Accuracy of Root ZX in teeth with simulated root perforation in the presence of gel or liquid type endodontic irrigant. Restor Dent Endod. 2012；37（3）：149-154.

抜去歯に模擬側枝を形成し，各種の溶液（生理食塩水（生食），次亜塩素酸ナトリウム（NaOCl）溶液，クロルヘキシジン（CHX）溶液）やゲル（CHXゲル，RC-Prep）を根管内に満たし，電気的根管長測定器を用いて根管長を測定した研究．また，各種溶液とゲルの電気伝導率を測定した．

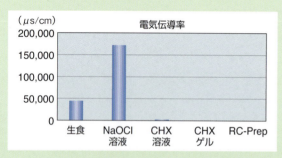

生食やNaOCl溶液などの溶液は電離しているため電気伝導率が高く，CHX溶液はゲルと同様に電気伝導率が低くなった．

許容差	精度	生食	NaOCl溶液	CHX溶液	CHXゲル	RC-Prep
0.5mm	Accurate	25%	30%	60%	80%	65%
	Long	0%	0%	0%	10%	15%
	Short	75%	70%	40%	10%	20%

許容差0.5mmとした場合，CHXゲルは生食やNaOCl溶液よりも有意に正確に測定できた．

模擬側枝など漏洩しやすい根管の状態では，電気伝導率の低いゲル状の物質で根管内を満たすと，電気的根管長測定で正確に根管長を測定しやすくなる．

臨床での対応

根管治療において根管長を正確に測定することは非常に重要である．臨床的に多く用いられる方法は，電気的根管長測定器を用いる方法と，ファイルやポイントを根管内に挿入しデンタルX線写真を撮影する方法である．前者は根管治療を行いながら測定できるため，後者に比べ簡便である．しかし，電気的根管長測定法にも弱点があり，根管内溶液，金属修復物の有無，穿孔の有無，根尖孔の大きさとファイル径の相違などにより，正確に測定できないことがある．

電気的根管長測定法はインピーダンス測定により根尖孔の位置を検出する方法である．さまざまな理由で電流が漏洩すると正確に測定できない．ファイルを入れるとメーターがすぐ振り切れてしまうような場合は，どこかで電流が漏洩している可能性がある．この場合，根管内を大まかに清掃，乾燥させ，根管内を観察する．穿孔や金属修復物が確認できなくても，歯質が非常に薄い場合や髄管がある場合には，電気伝導率の高い溶液で根管内が満たされていると電流が漏洩し，すぐメーターが振り切れてしまう．どうしてもすぐにメーターが振り切れてしまうような場合には，RC-Prepなどのゲル状の物質で根管内を満たし，測定する方法もよいかもしれない．

これらの処置に先立ち，ラバーダム防湿を確実に行うことは，唾液の侵入による漏洩を防ぐためにもきわめて重要である．

（坂上　斉）

根管長測定

Q 電気的根管長測定器の機種によって，どのような違いがありますか？

A ほぼ同等の正確性をもつと考えてよいようです．

エビデンス

Tsesis I, et al. The precision of electronic apex locators in working length determination：a systematic review and meta-analysis of the literature. J Endod. 2015；41（11）：1818-1823.

電気的根管長測定器の作業長測定の正確性に関するレビュー．4つの機種について比較．Root ZX（モリタ製作所）とJustyⅡ（吉田製作所）の正確性は同等であった．

機種	ファイル先端の根尖孔からの距離（mm）
Root ZX	0.32 ± 0.25
JustyⅡ	0.25 ± 0.17
Endy 5000（日本未発売）	0.56 ± 0.47
Endox（日本未発売）	1.36 ± 0.41

Kang JA, Kim SK. Accuracies of seven different apex locators under various conditions. Oral Surg Oral Med Oral Pathol Oral Radiol Endod. 2008；106（4）：e57-62.

根完成しており吸収や湾曲がないヒト抜去歯を用い，根管形成後に，Kファイル先端から根尖孔までの距離を，Root ZXおよびアピット（長田電機工業）を含む7つの機種で測定．すべての機種間に有意差はなかった（p＞0.05）．

臨床での対応

現在，多くのメーカーから電気的根管長測定器が発売されている．また，その正確性に関する論文も多数あるが，その差は大きくないと考えて差し支えない．

逆に，どれほどの差があれば臨床的に問題が出るのか明確にはなっていないため，正確性に有意差があったとしても，それが臨床的な失敗につながることを意味するわけではない．

機器の差よりも，根管内の溶液，根管孔の大きさ，歯髄組織や出血の有無などの要因のほうが，正確性に及ぼす影響が大きい．また，電気的根管長測定器で計測した作業長に対し，どれだけ正確に根管充填を行えるかも検討する必要がある．

ちなみに，現在主流の測定方式は，2つの周波数の電流で抵抗値を計測し，その比の変化で根尖孔の位置を推測するものである（Root ZX等）．また，2つの抵抗値の差分の変化から根尖孔の位置を推測するものもある（アピット等）．前者は使用前の調整を必要としないが，後者は使用前にゼロ調整（スタート位置を設定する）が必要である．

用語解説

EMRとは保険の用語で，電気的根管長測定法という検査法を指す．Electric Measurement of Root lengthの略称と思われる．しかし，電気的根管長測定を行うための装置や行為のことをEMRと言う場合がある．本書ではこのことを明確にするために本文中にはEMRという用語を用いていない．英語では根管長測定器のことをApex Locatorという．根尖検出器という意味である．電気的根管長測定で測定できるのは根管長で，根管長を元に作業長を決定する．

（須藤 享）

根管長測定

Q ペースメーカー患者に電気的根管長測定器は使用できますか？

A 問題となるような動作異常は起きないとの報告があり，使用可能ですが，注意は必要です．

エビデンス

> Wilson BL, et al. Safety of electronic apex locators and pulp testers in patients with implanted cardiac pacemakers or cardioverter/defibrillators. J Endod. 2006；32（9）：847-852.
>
> 27人のペースメーカーおよび植込み型除細動器を使用している被験者に，電気的根管長測定および歯髄電気診断の電気刺激を与えた研究では，特に異常な心電図・心拍数を示すことはなかった．

> 工藤義之ほか．植込み型電子機器装着者に電気的根管長測定と超音波洗浄を行った2症例．日歯保存誌．2015；58（4）：331-337.
>
> ペースメーカーおよび植込み型除細動器を使用している患者に電気的根管長測定・超音波治療機器による根管洗浄を行った2症例では，多チャンネル高分解能心電計で多少のノイズ増加を認めたが，不整脈や心電図の異常は見られなかった．

> Gomez G, et al. The effects of six electronic apex locators on pacemaker function：an *in vitro* study. Int Endod J. 2013；46（5）：399-405.
>
> 使用している電圧・電流が異なる6つの電気的根管長測定器を用いた *ex vivo* の研究．電気的根管長測定器の電極をペースメーカーから2cmに位置した場合に電磁干渉が発生した．15cm離した場合には電磁干渉は発生しなかった．電磁干渉が発生した場合も使用を止めると正常に戻った．

また，ペースメーカー患者に電気的根管長測定および電気歯髄診を行い事故が起きたという報告もこれまでにはない．

臨床での対応

　ペースメーカーおよび植込み型除細動器を使用している患者には，異常があった場合にはすぐ訴えるように伝えたうえで，必要最小限での使用が推奨される．

　もし，ペースメーカーへの影響が心配な場合は，ファイル試適でデンタルX線写真を撮影したり，写真のようにCBCT上で作業長を決定して電気的根管長測定器を使用しないようにする．

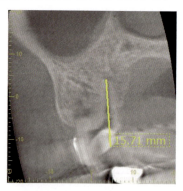

あるいは歯科麻酔医と連携して，写真のようにモニタリングしながら電気的根管長測定器を使用する方法もある．

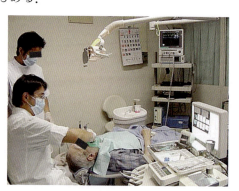

（吉岡俊彦）

根尖部の形成

Q 根尖病変がある歯は，穿通しなければなりませんか？

A 穿通できた場合は，穿通を確保しながら治療するほうが予後が良いと思われます．穿通できなかった場合は，器具が入るところまで適切に処置を行います．必要な場合には外科的な処置などで対応します．

エビデンス

Ng YL, et al. A prospective study of the factors affecting outcomes of nonsurgical root canal treatment：part 1：periapical health. Int Endod J. 2011；44（7）：583-609.

初回根管治療と2回目の根管治療の成功率と影響を与える因子を調査した研究．初回根管治療の成功率は83%，2回目の根管治療の成功率は80%で同程度であった．また根尖まで穿通できた場合は，できなかった場合より2.22倍成功率が上昇した．

穿通を確保して根管治療を行った場合は，成功率が向上すると考えられる．

Arias A, et al. Relationship between postendodontic pain, tooth diagnostic factors, and apical patency. J Endod. 2009；35（2）：189-192.

穿通の有無や生活歯か失活歯かで術後疼痛を調査した研究．失活歯において，穿通できた場合に術後疼痛は少なかった．しかし，穿通できた後に術後疼痛を生じた場合は，疼痛が長引いた．

歯髄の生死にかかわらず，穿通できた場合は穿通を確保したまま根管治療を行うほうがよいと思われる．

臨床での対応

根尖病変は根管内の感染源によって引き起こされる．われわれは根管内の感染源を減少させるために根管形成，根管洗浄を行う．

根尖を穿通させることは根管治療の成否において重要な要素であるが，必須ではない．穿通できたと思っていても根尖部の形態は複雑であり，穿通できた根管は根尖で分岐しているその一部にすぎないことを理解する必要がある[1]．ファイルが通過しなかった根尖の分岐や側枝などは，根管洗浄で対応する．

無理に穿通させようとすると，本来の根管から逸脱したアピカルパーフォレーションとなる場合もある．穿通できなかったとしてもファイルが到達したところまで根管形成を行い，十分な根管洗浄を行うことによって根尖病変が改善する場合がある（写真）．もちろん，術中，術後の無菌的な処置（ラバーダム防湿，適切な仮封）は当然である．

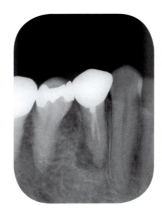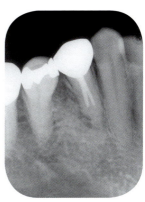

術前　　　　　　　根管充填後6カ月

1) Xu T, et al. Micro-Computed Tomography Assessment of Apical Accessory Canal Morphologies. J Endod. 2016；42（5）：798-802.

（坂上　斉）

根尖部の形成

Q 治療するたびに根尖部を拡大するように教わりましたが，よいのでしょうか？

A 太いファイルで根管を拡大していくとトランスポーテーション（根尖孔の変位）をきたし，予後が悪くなる可能性があります．

エビデンス

Goldberg F, Massone EJ. Patency file and apical transportation：an *in vitro* study. J Endod. 2002；28（7）：510-511.

ヒト抜去上顎側切歯に対し，ステンレススチール K ファイルと NiTi K ファイルを用い，#10 から #25 まで根尖孔を穿通させたときのトランスポーテーションを調べた研究．どちらの方法でも同程度，トランスポーテーションが生じた．

Gorni FG, Gagliani MM. The outcome of endodontic retreatment：a 2-yr follow-up. J Endod. 2004；30（1）：1-4.

根管の解剖学的形態が維持されている	成功（%）
石灰化	53.1
アピカルストップ	76.1
破折器具	96.7
アンダー根充	100.0
全体の成功率	86.1

根管の解剖学的形態が維持されていない	成功（%）
トランスポーテーション（根尖孔の変位）	35.6
根尖部の吸収	71.4
穿孔	60.5
ストリッピング	28.0
内部吸収	71.4
全体の成功率	48.3

再根管治療（452歯）の24カ月予後をデンタルX線写真で調査した研究．根管の解剖学的形態が維持されていない症例では，維持されている症例に比べて有意に成功率が低かった（$p < 0.0001$）．特にトランスポーテーションは治療の失敗に大きく関与した．

臨床での対応

トランスポーテーションとは，根管形成を行うことにより本来の根管形態から逸脱していき，根尖孔の位置に変位を起こすことをいう．根尖部をどこまで拡大したらよいか明確なエビデンスはない．従来より象牙前質を除去する目的で，作業長で最初に抵抗を感じたファイルサイズから3サイズアップすることが推奨されている．

根尖部を拡大するほど感染源が除去でき，洗浄効率が上がるはずである．しかし，根管は湾曲しており，根管壁を均一に切削することはできない．やみくもにファイルを根管内に挿入し根管形成すると，トランスポーテーション発生の原因となる．本来の根管にはファイルが触れず，感染源が根尖部に残るので予後が悪化する．写真左では6近心根にトランスポーテーションを認める．1年半後（写真右），根尖部透過像は拡大している．

根尖部は細い根管でも根管充填のために #30 〜 #35 程度拡大するのが目安である．根尖部の湾曲などの根管の解剖学的形態を意識して根管形成を行うことは重要である．

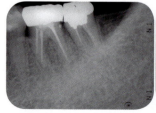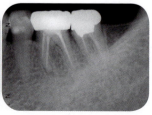

（坂上 斉）

根尖部の形成

Q なかなか穿通できません．根管は，どうなっているのでしょうか？

A 根管は分岐や湾曲，狭窄など複雑な形態をしています．根管上部拡大やプレカーブを付与したファイルを用い，穿通を試みます．

エビデンス

小林千尋ほか．狭窄根管の拡大．日歯保存誌．1993；36（1）：193-199．

「閉塞」とは根管が急に狭窄していたり，大きく湾曲していたり，分岐していたりして，ファイルがそれ以上進めなくなっている状態を指す．

Oishi A, et al. Electronic detection of root canal constrictions. J Endod. 2002；28（5）：361-364.

抜去歯を用い，電気的根管長測定器（Root ZX）と contact microradiograph（CMR）で根管の閉塞状態について調べた論文．

根管上部を拡大後，穿通を試み，それ以上進まなくなったところで電気的根管長測定を行い，CMRを撮影した．ファイル先端が根尖3mm以内に達したが狭窄のために穿通できなかったものをA群（23本），根尖3mm以内に達したが湾曲のために穿通できなかったものをB群（28本），根尖3mmまで達しなかったものをC群（19本）とした．各群の代表例を下に示す．

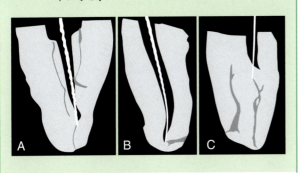

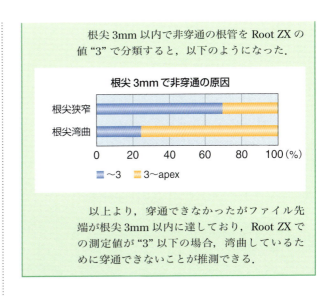

根尖3mm以内で非穿通の根管をRoot ZXの値"3"で分類すると，以下のようになった．

以上より，穿通できなかったがファイル先端が根尖3mm以内に達しており，Root ZXでの測定値が"3"以下の場合，湾曲しているために穿通できないことが推測できる．

臨床での対応

根管の穿通，閉塞は臨床家にとって大きな問題であるが，研究報告は多くない．根尖の穿通を確保することは，根管治療において重要である．ただし，臨床において必ず達成できるわけではないことを理解する必要がある．

根管が湾曲しているために穿通できないことが考えられる場合，プレカーブを付与したり，根管の上部を拡大するなどして根管を探索することにより，穿通を確保できる場合がある．

たとえ穿通できなくても根管内へ細菌が侵入しないよう無菌的に処置することは重要であり，そのためにラバーダム防湿などの基本的な術式を遵守することが肝要である．

（坂上 斉）

根尖部の形成

Q 根管形成で，根尖孔はどのくらいの大きさに拡大すればよいですか？

A 歯種，年齢，人種により根尖最狭窄部の大きさが変化するため，根管ごとに根尖最狭窄部の大きさを計測して拡大号数を決定する必要があります．少なくとも♯30程度までは拡大する必要があります．

エビデンス

Wu MK, et al. Apical terminus location of root canal treatment procedures. Oral Surg Oral Med Oral Pathol Oral Radiol Endod. 2000；89（1）：99-103.

根尖部の形態は下図のように規定される．

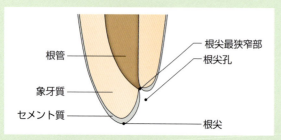

根管治療においては，根尖最狭窄部の大きさが重要となる．

Baugh D, Wallace J. The role of apical instrumentation in root canal treatment：a review of the literature. J Endod. 2005；31（5）：333-340.

根尖最狭窄部の大きさについて多くの文献を検討し，そこから推奨される根尖部の拡大号数を紹介した論文．各論文で根尖最狭窄部測定値にも，それに基づいた拡大号数提案値にも大きな差があることがわかる．

		Tronstad 測定値 1977	Wu 測定値 2000	Tronstad 提案値 1991	Gutmann 提案値 1977
上顎	中切歯	45	35	70～90	35～60
	側切歯	60	45	60～80	25～40
	犬歯	45	35	50～70	30～50
	小臼歯	70	40	35～90	25～40
	大臼歯 MB	60	45	35～60	25～40
	DB	40	25	35～60	25～40
	P	40	35	80～100	25～40
下顎	中切歯	70	40	35～70	25～40
	側切歯	70	40	35～70	25～40
	犬歯	70	50	50～70	30～50
	小臼歯	40	35	35～70	30～50
	大臼歯 M	60	40	35～45	25～40
	D	60	50	40～80	25～40

臨床での対応

　根尖部の拡大は，根管治療において大きなテーマであり重要な部分であるが，現在でも議論の余地がある．根尖部をどのくらいの大きさまで拡大するか，というのはMaster Apical File（MAF）をどう決めるか，ということと同じである．MAFとは根尖まで挿入できる最大のファイルである．

　臨床的に根管ごとの根尖最狭窄部の大きさを正確に計測することは不可能なので，根尖孔の大きさは最初に抵抗感を感じながら根尖まで挿入できたファイルの大きさで決定する．つまり根管上部の形成を行ったのち，拘束されない状態で根尖部に適合する最大のファイルの大きさを根尖最狭窄部の大きさとみなす．そこから必要最小限に拡大する．ただし，ファイルが根尖まで挿入できたからと言って根管を全周削り取ったことにはならない．現時点で洗浄効率，根管充填のしやすさなどを考慮すると，根尖部は最低でも♯30程度まで拡大したほうがよい．

　さらに根尖部の拡大に際して根尖孔の形態を考慮する必要がある．根尖孔の形態は円形とはかぎらず，単根管の上顎小臼歯，上顎大臼歯の近心頬側根・口蓋根，下顎小臼歯，下顎大臼歯の近心根・遠心根では長円形を呈することも多い[1]．長円形の根管では円形の根管に比べると，ファイルと根管壁との接触が少ないのでファイルに感じる抵抗感は小さい．そのぶん，根尖を大きく拡大しがちであるので注意が必要である．

1) Wu MK, et al. Prevalence and extent of long oval canals in the apical third. Oral Surg Oral Med Oral Pathol Oral Radiol Endod. 2000；89(6)：739-743.

（坂上 斉）

根管形態

Q MB2ってそんなにたくさんありますか？

A 出現率は多くの調査で50％以上と，非常に高いです．常に探索を心がける必要があります．

エビデンス

Cleghorn BM, et al. Root and root canal morphology of the human permanent maxillary first molar：a literature review. J Endod. 2006；32（9）：813-821.

ヒト上顎第一大臼歯の，歯根の解剖学的形態について調査した文献レビュー．
近心頬側根の根管数は，臨床および抜去歯の調査で，どちらも2根管の出現率は50％以上であった．

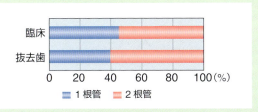

Weine FS, et al. Canal configuration of the mesiobuccal root of the maxillary first molar of a Japanese sub-population. Int Endod J. 1999；32（2）：79-87.

日本人における，抜去歯293本の上顎第一大臼歯近心頬側根の根管数を調査．

1根管性：42.0％
2根管性：58.0％ 〈2根管性の形態の分類〉 ・2根管1根尖孔：24.2％ ・2根管2根尖孔：30.4％ ・1根管2根尖根：3.4％

日本人におけるMB2出現率は，他民族の調査の結果と類似する．

臨床での対応

上顎大臼歯近心頬側根は，扁平な形態をしており，しばしば主根管のほかに複根管である第2近心頬側根管（以下，MB2）を有する．その出現率は，多くの文献で50％を上回り，非常に高い．

臨床的には，MB2を見逃し未処置のままにすると，内部に感染源を取り残すことになり，再発の原因となる．そのため，常にMB2の存在を意識し探索をすることが必要である．また，MB2が存在しても単純な2根管ではなく，根尖で合流したり，イスマスを介してつながっていることもあるため，根管形成時に注意が必要である．

写真上は，感染根管治療開始時の髄床底．近心頬側根の舌側寄りの象牙質の張り出し（矢印）を除去すると，MB2を発見．根管形成を終了した（写真下）．

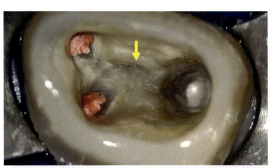

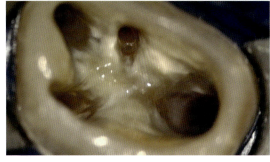

（辺見浩一）

根管形態

Q イスマスの中は，何か処置をすべきですか？

A 完全な感染源除去は困難ですが，超音波洗浄を併用することで感染源除去効果は上がります．

エビデンス

von Arx T. Frequency and type of canal isthmuses in first molars detected by endoscopic inspection during periradicular surgery. Int Endod J. 2005；38（3）：160-168.

ヒト上下顎第一大臼歯の歯根端切除時に，切断面の形態を内視鏡により観察し，イスマスおよび根管数を調査した．

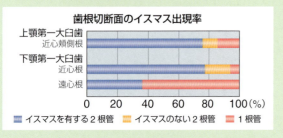

Burleson A, et al. The *in vivo* evaluation of hand/rotary/ultrasound instrumentation in necrotic, human mandibular molars. J Endod. 2007；33（7）：782-787.

分割抜去予定の失活したヒト下顎大臼歯を，生体内で手用およびロータリーインスツルメントで根管形成後，1分間超音波洗浄を行った群と，行わなかった群に分けた．抜去後に根尖より1，2，3mmの横断面を分析して，根管，イスマス内の残渣およびバイオフィルム除去を比較．
超音波洗浄を行うことで，イスマスの感染源除去効果が有意に高くなった．

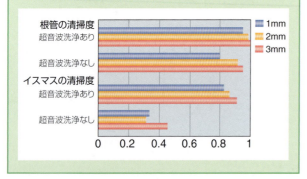

Gu L, et al. A microcomputed tomographic study of canal isthmuses in the mesial root of mandibular first molars in a Chinese population. J Endod. 2009；35（3）：353-356.

ヒト下顎第一大臼歯の近心根におけるイスマスの発生率を，年代別に調査．年齢差はイスマスの出現率に有意な相関を示した

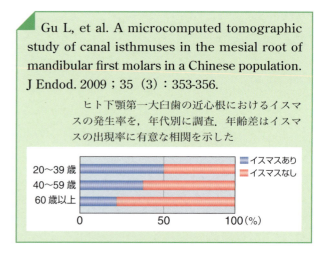

臨床での対応

イスマスは，2つの根管を結ぶリボン状の交通路と定義され，生活歯であれば中に歯髄組織を含んでいる．上顎小臼歯，上顎大臼歯近心頰側根，下顎大臼歯近心根などの扁平な歯根に多く見られ，その出現率はかなり高い．その形状から，しばしば残存した歯髄や，入り込んだガッタパーチャ，シーラーが感染源となり，根尖性歯周炎の原因となるため，可能なかぎり清掃を行うべきである．しかし，通常の根管形成をしても全く触れることができず，内部を清掃するには，超音波洗浄の併用が望ましい．イスマスの先にもう一つ根管が見つかることもある．

イスマスはその扁平な根管の構造上，歯根内湾側が根管壁の菲薄なデンジャーゾーンにあたる．デンジャーゾーンではどのような注意を払ってもストリッピングを起こすことがあるので，注意しなければならない．写真は超音波洗浄後の下顎第一大臼歯近心根のイスマス（矢印）．内部に空間を有する．

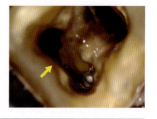

（辺見浩一）

根管形態

Q 近心中央根管とは，何ですか？

A 下顎大臼歯近心根のイスマスの中に存在する根管です．近心根の3つめの根管です．

エビデンス

Nosrat A, et al. Middle mesial canals in mandibular molars : incidence and related factors. J Endod. 2015 ; 41（1）: 28-32.

ヒト下顎大臼歯の近心中央根管の発生率を，臨床的に調査．対象はアメリカ人．75歯中，15歯（20％）に穿通可能な近心中央根管が存在した．
年齢層により有意差があったが，性，大臼歯のタイプは，有意差がなかった．

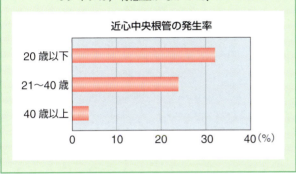

Harris SP, et al. An anatomic investigation of the mandibular first molar using micro-computed tomography. J Endod. 2013 ; 39（11）: 1374-1378.

ヒト下顎第一大臼歯22歯をマイクロCT撮影し，近心根の象牙質厚を調査．
最も薄かったのは，近心根近心の根管口より1.5mm根尖寄りで，0.81～1.22mmであった．近心根の平均象牙質厚さは1.28mmであった．

用語解説

ストリッピング：根管が菲薄化して生じる穿孔．下顎大臼歯近心根の分岐部に面した歯質は元々薄く，ストリッピングしやすい．このような部分はデンジャーゾーンと言われ，治療時には注意を要する．

臨床での対応

　近心中央根管とは，下顎大臼歯近心根のイスマス内に存在する根管である．下顎大臼歯近心根は近遠心的に扁平な形態をしており，根管をつなぐイスマスの発生率も非常に高い．そのイスマス内を探索すると，しばしば近心中央根管が発見される．

　近心中央根管の存在する下顎大臼歯近心根の中央部は，根管壁が菲薄な部分である．デンジャーゾーンにあたる内湾側を過剰に根管形成すると，ストリッピングしやすいので，注意が必要である．

　写真上は，下顎大臼歯近心根のイスマス内に発見した近心中央根管．写真下は，根管充填後のX線写真．

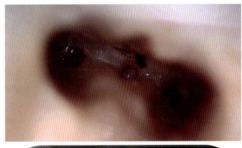

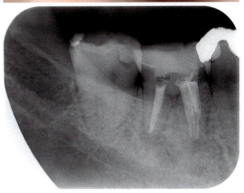

（辺見浩一）

治療回数

Q 治療の間隔はどのくらい空ければよいですか？

A 通常は根管治療による症状の改善を確認しながら行うので，1〜2週間程度は空けたほうがよいです．

エビデンス

Su Y, et al. Healing rate and post-obturation pain of single- versus multiple-visit endodontic treatment for infected root canals：a systematic review. J Endod. 2011；37（2）：125-132.

1回治療と複数回治療の治癒率・術後疼痛の比較を行ったシステマティックレビュー．複数回治療の治療間隔は各論文で違いはあるが，1〜4週間である．

Vera J, et al. One- versus two-visit endodontic treatment of teeth with apical periodontitis：a histobacteriologic study. J Endod. 2012；38（8）：1040-1052.

1週間の水酸化カルシウム貼薬を行った2回治療では，根管内の細菌感染の程度が1回治療に比べて改善していた．

臨床での対応

程度に差はあるものの，根管治療の術後疼痛は避けられないものである．また根管充填前に自発痛，打診痛，瘻孔など臨床症状の改善を確認するべきである．

短い治療間隔だと症状の改善が不十分な場合がある．1〜2週間程度の治療間隔を取り，前処置の効果を評価するのがよい．また，水酸化カルシウムの効果を期待するためには，1週間は必要とされている．

根管内の細菌感染除去が不十分な場合，つまり根管形成，根管洗浄が終了していない場合の治療間隔は，数日後など短期間でもよい．

何らかの理由があり，治療間隔が長く空いてしまう場合には，仮封が脱離・摩耗しないように注意する必要がある．

使用は控えるべきではあると考えられているが，もし細胞毒性の強いパラホルムアルデヒドを含む貼薬剤を使用した場合に，間隔が空いてしまうと根尖孔外の歯周組織の壊死が進行するため，注意が必要である（写真）．

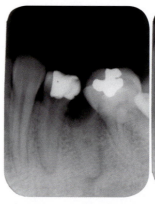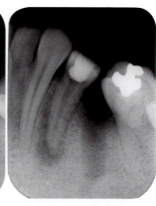

強い痛みのために来院した患者．残根の抜歯を優先して行ったために，1カ月後の根管治療開始時には根尖部の骨吸収が進んでいた．細胞毒性の強い貼薬がなされていたことは，根管治療開始時に判明した

（吉岡俊彦）

治療回数

Q 1回治療と複数回治療の予後に違いはありますか？
A 1回，複数回いずれでも同等の治療結果が期待できます．

エビデンス

Figini L, et al. Single versus multiple visits for endodontic treatment of permanent teeth：a Cochrane systematic review. J Endod. 2008；34（9）：1041-1047.

　1回と複数回での非外科的歯内療法の1年以上の予後を比較したFiginiらのまとめたコクランレビューでは，12のランダム化比較試験を総じて，両者にはX線上での治癒には差がなかったとしている．術後の不快症状についても短期的，長期的に差はなく，同等の結果を得ることができるようである．
　一方で統計学的な有意差はみられないが，1回治療の場合はわずかに術後の腫脹が起こりやすい傾向があり，鎮痛薬の服用率が複数回治療に比べて高いという違いもみられる．

用語解説

　ランダム化比較試験と二重盲検法：研究対象の治療が有効かどうかを判断する際，種々のバイアス（結果に歪みを生じさせる要素）をできるかぎり排除しなければならない．ランダム化比較試験（Randomized Controlled Trial：RCT）では，実験群と対照群の患者（患歯）を無作為に振り分けることで，各群のバックグラウンドを揃えることができる．また，治療の効果を知る患者や施術者の心理的なバイアスを避けるため，実験群と対照群のどちらの治療が選択されたかを患者と施術者の両者に隠して行うものを二重盲検法という．日本ではRCTと記述されている場合は二重盲検ランダム化比較試験であることが多いようであるが，おのおので確認が必要である．

臨床での対応

　適切な根管形成，根管洗浄が行われたうえで，根管内が根管充填を受け入れるために適切な状態となっていれば，治療のインターバルでの再感染のリスクを考慮すると，複数回に治療を分ける必要はない．また，1回治療の場合は根管形成時の記憶が明瞭であるため，根管の形態的特徴を把握した状態で根管充填が行えるメリットがある．そのため，術前の臨床症状として，瘻孔がなく，腫脹がなく，打診痛もない，という状態であれば，1回治療はむしろ勧められる．
　一方で，根管治療から根管充填までを1度の治療で行うためには，長い治療時間が必要となるため，現実的に1回で終えることが難しいという問題もある．
　写真は 6| へ破折歯症候群（cracked tooth syndrome）から生じた歯髄炎に対しての抜髄即根管充填を行ったもの．治療を妨げる要素が少なければ，大臼歯の1回治療も問題はない．

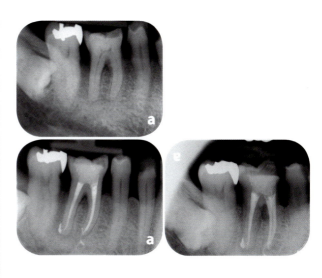

（古畑和人）

根管貼薬

Q 根管貼薬は何がよいですか？

A 水酸化カルシウム製剤の使用が主流です．ただし，根管形成と根管洗浄に比べ，根管貼薬の有効性は低いと考えられています．

エビデンス

> Law A, Messer H. An evidence-based analysis of the antibacterial effectiveness of intracanal medicaments. J Endod. 2004；30（10）：689-694.
> 根管貼薬についてのレビュー．水酸化カルシウムは，現時点で最も有効な貼薬剤である．根管充填前に根管内の細菌を極力減らすために，最低7日間は水酸化カルシウムを貼薬すべきである．根尖性歯周炎に対する根管治療において主となる抗菌的な要素は，機械的清掃とNaOClとEDTAによる根管洗浄である．

> Siqueira JF Jr, Lopes HP. Mechanisms of antimicrobial activity of calcium hydroxide：a critical review. Int Endod J. 1999；32（5）：361-369.
> 水酸化カルシウムの抗菌作用についてのレビュー．水酸化カルシウム製剤は，細菌の増殖する空間を制限する物理的バリアーとしての役割もあると考えられている．

> Siqueira JF Jr, de Uzeda M. Disinfection by calcium hydroxide pastes of dentinal tubules infected with two obligate and one facultative anaerobic bacteria. J Endod. 1996；22（12）：674-676.
> 筒状に加工した牛歯に細菌を感染させ，水酸化カルシウムを1週間貼薬したが，*E. faecalis*と*F. nucleatum*には有効でなかった．

> Hauman CH, Love RM. Biocompatibility of dental materials used in contemporary endodontic therapy：a review. Part 1. Intracanal drugs and substances. Int Endod J. 2003；36（2）：75-85.
> 根管洗浄剤と貼薬剤についてのレビュー．FC等のフェノール化合物は，高い毒性と限定的な臨床的効果から，その使用は推奨できない．

臨床での対応

　水酸化カルシウムには，高いpHによる抗菌作用や硬組織誘導能，軟組織溶解などの作用があり，根管貼薬だけでなく，覆髄や歯根吸収などさまざまな症例で使用されている．写真は，水酸化カルシウム製剤を根管内に貼付しているところ．

　ただし，水酸化カルシウムも万能ではなく，高いpHに耐性のある腸球菌には有効ではない．

　以前はFC等のフェノール化合物が広く使用されていたが，細胞毒性と発がん性をもつことから，その使用は控えるべきである．

　また，水酸化カルシウムの長期貼薬で象牙質の強度が低下するという報告もあるため，可及的短期間に除去することが必要である．

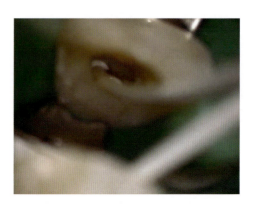

（須藤　享）

根管貼薬

Q 水酸化カルシウムの貼薬は，どのくらいの期間行えばよいですか？

A 貼薬期間の明確な基準はありません．ただ，水酸化カルシウムの長期貼薬により象牙質の強度が低下するという報告があります．

エビデンス

Waltimo T, et al. Clinical efficacy of treatment procedures in endodontic infection control and one year follow-up of periapical healing. J Endod. 2005；31（12）：863-866.

　病変のある慢性根尖性歯周炎の歯をランダムに3グループに分け，ラバーダム下でKファイルにて根管形成，NaOClにて根管洗浄を行い，1回治療グループは即日根管充填，貼薬グループは1回目に水酸化カルシウム貼薬を行ったのち2回目にクエン酸洗浄後に根管充填，無貼薬グループは1回目は洗浄のみ行い2回目に生理食塩水で洗浄後に根管充填．
　その結果，各グループ間のデンタルX線写真での治癒評価に有意差はなかった．また，2回目の根管治療時の根管内細菌培養検査でも，貼薬と無貼薬で有意差はなかった．

Mohammadi Z, Dummer PM. Properties and applications of calcium hydroxide in endodontics and dental traumatology. Int Endod J. 2011；44（8）：697-730.

　水酸化カルシウムの特性や応用に関するレビュー．
　「象牙質片や歯髄残渣は，炎症性浸出液と同様に水酸化カルシウムの抗菌性を低下させるであろう．言い換えれば，水酸化カルシウムは実験室レベルでは効果的であっても，相対的に臨床では効果的とは言えない可能性がある．」「象牙質が水酸化カルシウムに半年から1年にわたり長期曝露されると，破折強度や破折抵抗性の低下がもたらされる．」

臨床での対応

　水酸化カルシウムは，高いpHによる抗菌作用を有し，かつFC等のフェノール化合物がもつような細胞毒性は少ない比較的安全性の高い根管貼薬材として広く用いられている．

　水酸化カルシウムの貼薬期間には明確な基準はない．根管洗浄についても言えることだが，根管内の感染源の質や量が定性的・定量的に把握できない以上，洗浄時間や貼薬期間を一義的に決めることはできない．

　1回治療と複数回治療で治療成績に差がないという報告も多々あり，貼薬そのものの必要性についても明確な答えはない．

　水酸化カルシウムの長期貼薬により破折強度が低下するという報告もあるため，可及的短期間に除去する必要がある．

　水酸化カルシウムの貼薬は抗菌性を期待するだけではなく，高いpHにより肉芽組織を消退させる効果もある．歯根吸収や穿孔により根管内に肉芽組織が侵入している場合，1週間程度貼薬することで肉芽が消退し，充血や出血などの炎症所見のない白い組織が認められる．肉芽をコントロールすることで，根管充填やMTAによる封鎖を確実に行える環境をつくることができる．

　写真左は1|のCBCT像．唇側に穿孔した歯根吸収を認める．写真中央は根管内の肉芽組織．写真右は貼薬後の唇側穿孔部．充血のない白い組織を認める．

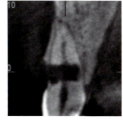
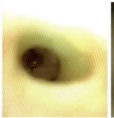
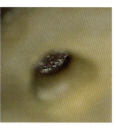

（須藤 享）

根管貼薬

Q 根管貼薬は歯根の破折強度に影響しませんか？

A 水酸化カルシウムの貼薬が長期にわたると，歯根の破折強度が低下するという報告があります．

エビデンス

　根管内への水酸化カルシウム貼薬が歯の強度を低下させる可能性を検証した研究が，いくつか報告されている．

> Andreasen JO, et al. Long-term calcium hydroxide as a root canal dressing may increase risk of root fracture. Dent Traumatol. 2002；18（3）：134-137.
> 　ヒツジ抜去歯の根管内に水酸化カルシウム製剤を充填し，生理食塩水中に保管．コントロールと14日後から360日後までのグループに対し，歯冠部を石膏に埋包した状態での歯根曲げ強度を計測．
> 　60日後以降は，破折強度が有意に低下した（p＜0.05）．水酸化カルシウム貼薬が長期になるほど破折強度が低下した．

> Batur YB, et al. The long-term effect of calcium hydroxide application on dentin fracture strength of endodontically treated teeth. Dent Traumatol. 2013；29（6）：461-464.
> 　ヒト抜去歯の根管内に水酸化カルシウムペーストを充填し，湿潤環境で保管．コントロールと30日後から540日後までのグループに対し，供試体から切り出した小片の引張試験を行った．
> 　コントロールに対し，すべてのグループで有意に強度が低下した（p＜0.001）．水酸化カルシウム貼薬が長期になるほど強度が低下した．

臨床での対応

　水酸化カルシウム製剤の長期根管貼薬は，歯根吸収や難治性根尖性歯周炎の治療に有効であると考えられていた．しかし，抜去歯を用いた研究結果より，逆に歯を弱くし，破折の原因となる可能性が指摘されるようになってきた．そのため，最近では水酸化カルシウムの長期貼薬にも疑問がもたれるようになり，貼薬期間を長くしないことが推奨されている．

　アペキシフィケーションやアペキソゲネーシスでは，可及的に短期間で水酸化カルシウムを除去することを考慮すべきである．写真左はアペキシフィケーションを期待した水酸化カルシウム製剤の貼薬症例．

　根管内への水酸化カルシウム製剤の残余を極力なくすため，溶解剤であるクエン酸を用いたり，根管内吸引洗浄を行う等の対策が必要である．写真右はクエン酸による水酸化カルシウム除去例．

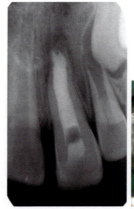
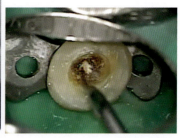

（須藤　享）

根管貼薬

Q 綿栓の使い方は，どのようにすればよいのですか？

A 綿栓自体が清潔でないと考えられますので，綿栓を使用しない根管洗浄・根管乾燥・根管貼薬を行うべきです．

臨床での対応

　以前は根管洗浄・根管乾燥・根管貼薬などに用いられていたが，綿栓自体の滅菌が困難であることなどの理由から，現在では代替する方法や材料のほうが推奨される．

・根管洗浄では，削片などの感染物質を根管内から洗い流す効果が必要であると考えられている．洗浄液に綿栓を浸して根管内に塗布する方法では，洗い流すような液体の流れが発生しない．シリンジ洗浄，超音波洗浄，根管内吸引洗浄などが推奨される．

・根管乾燥では根尖部まで適切に乾燥させるために，滅菌されたペーパーポイント（写真）を用いるべきである．根管充填前の無菌化された根管内に綿栓を挿入するべきではない．

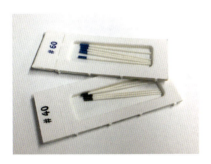

・根管貼薬は水酸化カルシウム製剤を専用のニードル（写真）を用いて貼付すべきである．

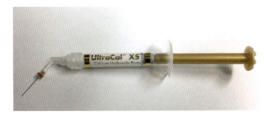

　マイクロスコープを用いて根管治療を行っていると，根管充填の下に綿栓が存在する症例にときどき遭遇する．症例1・2ともに矢印が綿栓である．おそらく根管貼薬・根管乾燥時に用いた綿栓が術者の気付かないうちに根管内に残留したのだと思われる．

　前回まで穿通していたのに，作業長までファイルが入らない，電気的根管長測定器が反応しないなどの事象の原因の一つだと考える．もちろん感染源となるため，予後に悪影響があると考えられる．

症例1　7̄ 遠心根

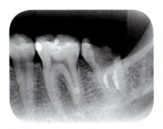 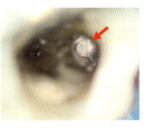

術前デンタルX線　　　ガッタパーチャ除去後の根管内

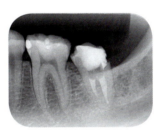

根管充填後デンタルX線

症例2　6̄ 遠心根

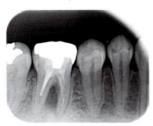 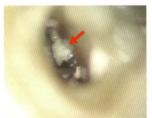

術前デンタルX線　　　ガッタパーチャ除去後の根管内

（吉岡俊彦）

根管貼薬

Q 根尖から何かの薬剤を押し出すとよいと聞きましたが，どんな薬剤ですか？

A 根管貼薬剤を病変内に押し出すことは避けるべきです．根管貼薬剤の溢出によるトラブルの症例報告がありますし，貼薬剤の造影性が低下しても，残留物があったとの報告もあります．

エビデンス

De Bruyne MA, et al. Necrosis of the gingiva caused by calcium hydroxide：a case report. Int Endod J. 2000；33（1）：67-71.

水酸化カルシウム製剤溢出の症例報告．27歳，白人男性．|1唇側穿孔部から水酸化カルシウム製剤が溢出．2日後に唇側歯肉が壊死し，歯槽骨と歯根が露出．洗浄等により2カ月後に閉鎖．

劉　文憲ほか．糊剤根管充填材の溢出により生じた下歯槽神経知覚鈍麻の1例．日口外誌．2000；46（1）：46-48.

ビタペックス（ネオ製薬工業）溢出の症例報告．23歳，邦人女性．7|にビタペックスを貼薬時に激痛，中断．翌日に疼痛緩和するも，右側オトガイ部に知覚鈍麻を認めた．4カ月後に抜歯するも，2年6カ月後も知覚鈍麻が消失しなかった．

田中光郎ほか．シリコーンオイル加水酸化カルシウム根管充填材の皮下における組成変化とX線造影性との関連．小児歯誌．1985；23（2）：291-298.

ラット皮下にビタペックスを埋没させ，経時的なX線撮影を行い，回収物を分析．X線造影性を失っても，シリコーンオイルを含む白い粗造な残留物を認めた．残留物の定量的評価から，3カ月経過後もシリコーンオイルはほぼ100％残留していた．残留物内に水酸化カルシウムは検出されず，その中和物である炭酸カルシウムが検出された．

臨床での対応

意図的に根管貼薬剤を根尖病変内に押し出すことは，避けるべきである．

比較的安全性が高いと思われる水酸化カルシウム製剤でも，その溢出により組織破壊が起こる．また，ビタペックスを病変内に意図的に押し出した症例報告もあるが，その有効性に関してはエビデンスがない．かえって知覚鈍麻等を引き起こす可能性がある．そのうえ，ヨードアレルギーの患者などにおいては重篤な副作用にもつながりかねない．根管貼薬剤の押し出しはリスクが高いことを認識すべきである．

根管貼薬剤の押し出しが発生した場合は，根管内吸引洗浄法等を用い可及的に薬剤の除去を図り，鎮痛薬にて痛みのコントロールを行う．麻痺の有無を確認し，状況によっては外科的に摘出を試みることも必要かと思われる．

写真は，|6近心頬側根尖より水酸化カルシウム製剤が溢出した症例．左は除去前，右は外科的掻爬後．

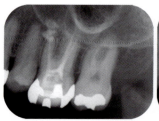
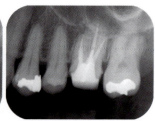

（須藤　享）

根管貼薬

Q 3Mix を使うとよいと聞きましたが，どのように使えばよいのでしょうか？

A 使用を推奨できるレベルの論文が存在しないため，現状では使用すべきではないと考えられます．

エビデンス

日本歯科保存学会 3Mix-MP 法®についての見解（2009.3.31）
　3Mix 法と 3Mix-MP 法は使用する抗菌薬・基材が異なる．
　3 種薬剤の混合使用は認可されていないため，歯科医師自身の責任で臨床応用することが求められる．
　3Mix-MP 法を保存領域の治療に用いた場合の安全性と有効性に関する高いレベルの科学的根拠が示されていない．
　現状では 3Mix-MP 法を保存領域の治療技術として容認することは難しい．

宅重豊彦，星野悦郎．3Mix-MP 法による感染根管治療成績．日歯保存誌．1998；41（5）：970-974．
　メトロニダゾール・ミノサイクリン・シプロフロキサシンをマクロゴール軟膏・プロピレングリコールで練って作製した 3Mix-MP を根管貼薬に用いた感染根管治療の成績は，術後 4 年で 99％が予後良好であった．
　（執筆者注：比較対象の設定やリコール率の記載などがないため，科学的根拠としての評価は難しいと考える）

Kahler B, Rossi-Fedele G. A review of tooth discoloration after regenerative endodontic therapy. J Endod. 2016；42（4）：563-569．
　歯髄再生に関する論文の多くは，ミノサイクリンを含む 3 種の抗菌薬を使用しているが，歯質の変色を考えミノサイクリンを用いない水酸化カルシウムや 2 種の抗菌薬の方法へ変更すべきである．

臨床での対応

　3 種類の抗菌薬を混合して使用する方法を，一般的に 3Mix 法と呼んでいる（原法では，メトロニダゾール・シプロフロキサシン・セファクロルの 3 種）．抗菌薬の構成を変え，基材にマクロゴール・プロピレングリコールを用いて使用する方法を 3Mix-MP 法と呼んでいる．用途としては，裏層材や根管貼薬に用いられる．

　国内外の論文検索を行っても，症例報告はあるものの，比較試験（コントロールや対照と比較検討する試験）は存在せず，有効な方法であるかは不明である．

　また，近年話題となっている歯髄再生（歯髄血流再生）の症例報告の多くが根管貼薬に 3Mix を使用している．これに関しても，現段階では推奨されるかどうかの評価は定まっておらず，今後の報告を見守らなくてはいけない．

日本歯科保存学会
3Mix-MP 法®についての見解

要旨
1. 3Mix-MP 法® は 3Mix 療法とは異なる（表）．
2. 3Mix-MP 法®を保存領域の治療に用いた場合の安全性と有効性に関する高いレベルの科学的根拠が示されていない．
3. 現状では 3Mix-MP 法®を保存領域の治療技術として容認することは難しい．

日本歯科保存学会 3Mix-MP 法®についての見解（2009.3.31）の要旨

（吉岡俊彦）

根管洗浄

Q 根管洗浄剤には，どのようなものがありますか？

A 抗菌作用を期待するものとしては，NaOCl やクロルヘキシジン（CHX）があります．スメア除去を期待するものとしては，EDTA があります．

エビデンス

Kandaswamy D, Venkateshbabu N. Root canal irrigants. J Conserv Dent. 2010；13（4）：256-264.

【根管洗浄剤の要件】
・広い抗菌スペクトル
・バイオフィルムを構成する偏性，通性嫌気性菌に対する高い有効性
・壊死歯髄組織の融解性
・エンドトキシンの不活化
・スメアの形成阻害性および溶解性
・生物毒性とアナフィラキシーの可能性が低い

【根管洗浄剤の分類】

化学物質		
組織溶解性	NaOCl	
抗菌薬	殺菌的	NaOCl, CHX
キレート剤	作用強	EDTA
	作用弱	クエン酸
天然物質	ノニ，緑茶ポリフェノール	

（論文中の表をもとに作成）

Mohammadi Z, Abbott PV. Antimicrobial substantivity of root canal irrigants and medicaments：a review. Aust Endod J. 2009；35（3）：131-139.

CHX は生体適合性があり，広いスペクトルをもつ抗菌薬（カンジダ菌にも有効）である．しかし，NaOCl に比べて，バイオフィルムに対する有効性が有意に低く，有機物や無機物を分解する効果はほとんどない．

臨床での対応

抗菌作用を期待する場合，NaOCl や CHX があるが，CHX には有機物溶解性がないため，NaOCl のほうが有効性が高いと考えられる．

NaOCl には有機物溶解性があるが，無機物は溶解できないため，根管充填前のスメア除去には，キレート剤である EDTA を用いることが推奨される（NaOCl → EDTA → NaOCl）．

貼薬等で用いられる水酸化カルシウム製剤の除去には，溶解性をもつ EDTA やクエン酸が効果的である．

CHX はアナフィラキシー・ショックの報告があり，わが国では 0.05％以下でないと口腔粘膜には禁忌であるため，その使用濃度，使用方法には注意が必要である．また，わが国では根管治療用の CHX は販売されていない．

天然物質（ノニ等）は，有効性が確立されておらず，薬剤としての販売はなされていない．

交互洗浄で用いられていた過酸化水素（H_2O_2）は，現在では根管治療には用いられない．

いずれにせよ，きちんとラバーダムを使用し，根管洗浄を確実かつ安全に行えるよう環境を整えることが先決である．

（須藤　享）

根管洗浄

Q NaOClとH₂O₂との交互洗浄に効果はありますか？

A 効果はないとみなされています．

エビデンス

> Zehnder M. Root canal irrigants. J Endod. 2006；32（5）：389-398.
> 　根管洗浄についてのレビュー．1943年にGrossmanがNaOClとH₂O₂の交互洗浄を推奨したが，その発泡による物理的洗浄効果を示した研究はない．

> Haapasalo M, Basrani B. Update on endodontic irrigating solutions. Endoodontic Topics. 2012；27：74-102.
> 　根管洗浄についてのレビュー．H₂O₂はNaOClに比べ，組織溶解作用および抗菌作用が弱い．過去に発泡させることを目的にNaOClとの交互洗浄が用いられていたが，現在では推奨されない．しかし今でも一部の国では，交互洗浄は珍しくない．

> Hülsmann M, Hahn W. Complications during root canal irrigation–literature review and case reports. Int Endod J. 2000；33（3）：186-193.
> 　H₂O₂は，根管洗浄剤として広く使用されているが，その殺菌効果はかなり小さい．根尖孔外へ溢出させると気腫が起こる．

> Baumgartner JC, Ibay AC. The chemical reactions of irrigants used for root canal debridement. J Endod. 1987；13（2）：47-51.
> 　NaOClとH₂O₂で交互洗浄を行う場合，O₂は発生するが，Cl₂が発生しないため，殺菌効果はほとんどない．

臨床での対応

　NaOClとH₂O₂との交互洗浄により，酸素が発生し発泡する．その発泡作用により，根管内残渣や貼薬剤が浮き上がると考えられていたが，その効果は立証されておらず，今では有効性はないと考えられている．現状では，NaOClのみで根管洗浄を行うことが主流である．

　H₂O₂が組織に触れると，カタラーゼ効果により酸素が発生する．そのため，H₂O₂が根尖孔外に溢出すると気腫が起こる．

　根管洗浄におけるH₂O₂の有効性はかなり低い．かえって気腫を引き起こす可能性があるため，使用は控えるべきである．

　写真は，H₂O₂にNaOClを滴下させた際にO₂が発生し，発泡する状況．

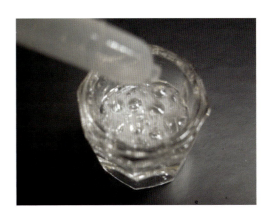

（須藤　亨）

根管洗浄

 NaOClは危ないので使いたくないのですが，使わないといけませんか？

 NaOClの使用が推奨されます．しかし，使用に際し，ラバーダム等の環境整備と細心の注意が必要です．

エビデンス

Peters OA, et al. Effects of four Ni-Ti preparation techniques on root canal geometry assessed by micro computed tomography. Int Endod J. 2001；34（3）：221-230.

抜去歯に対し，4種類の器具（NiTi製Kファイル，Lightspeed，ProFile，GT rotary）にて根管形成を行ったところ，いずれにおいても根管壁の35％以上の面積で器具が触れていなかった．

Siqueira JF Jr, et al. Chemomechanical reduction of the bacterial population in the root canal after instrumentation and irrigation with 1%, 2.5%, and 5.25% sodium hypochlorite. J Endod. 2000；26（6）：331-334.

根管洗浄を生理食塩水で行った場合，根管内細菌を90％以上除去できた．根管洗浄にNaOClを用いると，生理食塩水に比べ，有意に根管内の細菌数が減少した．

Haapasalo M, et al. Irrigation：beyond the smear layer. Endoodontic Topics. 2012；27：35-53.

根管洗浄に関するレビュー．根管洗浄剤のなかで，有機物を分解できるのはNaOClだけである．
スメアには，無機物と有機物が混在している．スメアを除去するには，有機物を分解できるNaOClを使用した後で，キレート剤（EDTA）あるいは酸性溶液（クエン酸）で無機物を分解することが推奨される．

臨床での対応

ファイル等による機械的清掃だけで，感染源除去を完全に行うことはできない．相補的に，NaOClを用いた根管洗浄による化学的清掃を行うことが必要だと考えられる．根管洗浄を行う際は，ラバーダムの使用など治療環境を整えるべきである．

NaOClを使用することの臨床的有効性は，比較研究などで確認されているわけではない．しかし，臨床成績を調べた調査では，ほとんどの症例でNaOClが用いられており，NaOClを使用していない報告はないと言っても過言ではない．

NaOCl使用上の注意点（Spencerほか，2007[1]）をもとに作成）

- 患者の衣服を守るためにエプロン（コーティングあり）を使う
- 患者と術者の目に対し防具を用いる
- ラバーダムを使う
- 先端ではなく横方向に開口している洗浄針，根管内吸引洗浄法等，根尖孔外方向への過度の圧力が加わらない対策を講じる
- 洗浄針の挿入は，作業長より少なくとも2mm短い位置までとする
- 洗浄針を，根管壁に固定させない
- 過度の圧力を加えない

1) Spencer HR, et al. Review：the use of sodium hypochlorite in endodontics-potential complications and their management. Br Dent J. 2007；202(9)：555-559.

（須藤　享）

根管洗浄

Q NaOCl水溶液の温度は洗浄効果に違いを与えますか？

A 加温されたNaOCl水溶液は，有機質溶解能とスメア除去能が高いという報告があります．

エビデンス

Cunningham WT, Balekjian AY. Effect of temperature on collagen-dissolving ability of sodium hypochlorite endodontic irrigant. Oral Surg Oral Med Oral Pathol. 1980；49（2）：175-177.

低濃度（2.6%）のNaOCl水溶液を37℃に加温することで，より高濃度（5.2%）のものと同等のコラーゲン溶解能をもたせることができた．

Abou-Rass M, Piccinino MV. The effectiveness of four clinical irrigation methods on the removal of root canal debris. Oral Surg Oral Med Oral Pathol. 1982；54（3）：323-328.

NaOCl水溶液を23℃と60℃，2.6%と5.25%の4つの組み合わせで新鮮組織と壊死組織を溶解させた．いずれの組織に対しても溶解能は温度と濃度の上昇に伴って増加した．

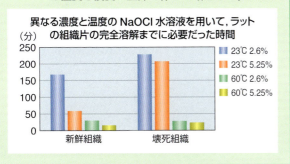

Berutti E, Marini R. A scanning electron microscopic evaluation of the debridement capability of sodium hypochlorite at different temperatures. J Endod. 1996；22（9）：467-470.

21℃と50℃の5% NaOCl水溶液を用いて根管洗浄を行った結果，50℃の水溶液のほうが残存しているスメアの厚みが薄く，根管洗浄において効果的である可能性を示唆した．

臨床での対応

NaOCl水溶液を加温することは，有機質溶解能を増強させる．

一方，Zeltnerら[1]は根管内に貯留したNaOCl水溶液に対してPUI（Passive Ultrasonic Irrigation）を3分間行った場合，超音波振動によるファイルの発熱で水溶液の温度は2～8℃程度上昇すると報告している．PUIを実施することで，NaOClの温度上昇による有機質溶解能の増強も期待できるかもしれない．

50℃に加温したNaOCl水溶液を推奨しているRuddle[2]は，NaOCl水溶液を加温する方法として卓上コーヒーウォーマーを紹介している．哺乳瓶ウォーマーなども，温度を一定に保つうえでは効果的である．NaOClはスメア溶解能をもたないが，アルカリ洗浄効果によるスメア除去能があり，この効果が温度に依存して高まる．

いずれにしても，使用に際してはNaOCl水溶液の漏洩や濃度の変化などには，十分注意すべきである．

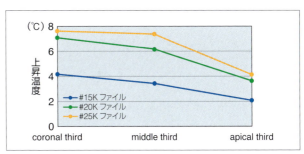

根管内に貯留したNaOCl水溶液にPUIを3分間行った際の温度変化（Zeltnerほか，2009[1]をもとに作成）

1) Zeltner M, et al. Temperature changes during ultrasonic irrigation with different inserts and modes of activation. J Endod. 2009；35(4)：573-577.
2) Advanced Endodontics（http：//www.endoruddle.com）

（古畑和人）

根管洗浄

Q 根管洗浄で使うNaOClは何％がよいですか？

A 1％程度でも，有効という報告があります．濃度よりも，使用量と作用時間のほうが有効性に影響を与えると考えられています．

エビデンス

> Siqueira JF Jr, et al. Chemomechanical reduction of the bacterial population in the root canal after instrumentation and irrigation with 1%, 2.5%, and 5.25% sodium hypochlorite. J Endod. 2000；26（6）：331-334.
>
> ヒト抜去歯の根管洗浄前と後での，ペーパーポイントで根管からサンプリングした細菌コロニー数を計測．生理食塩水に対し，1％，2.5％，5.25％のNaOClでは，有意にコロニー数が減少した（$p<0.05$）．しかし，NaOClの濃度に有意差はなかった．

> Zehnder M. Root canal irrigants. J Endod. 2006；32（5）：389-398.
>
> 根管洗浄についてのレビュー．洗浄されるか否かは，NaOClの濃度よりも物理的に洗浄液が到達するかが問題である．エビデンスに基づいて考察すると，1％以上の濃度のNaOClを用いるべき論拠はない．

> Haapasalo M, Basrani B. Update on endodontic irrigating solutions. Endoodontic Topics. 2012；27：74-102.
>
> 根管洗浄についてのレビュー．低濃度のNaOClを用いる場合，新鮮な溶液を用い，かつ洗浄頻度を増やすことで，濃度の低さを補うことができる．

臨床での対応

　高濃度のNaOClのほうが殺菌性や組織溶解性が高い傾向にあるが，根管洗浄においては，1％程度の低濃度でも使用量と作用時間を確保することで，高濃度と同程度の効果があると思われる．

　また，根管洗浄の方法も，根管洗浄の有効性に対し大きな要因となるため，根管内にNaOClを効果的に作用させる方法を検討する必要がある．

　かえって，高濃度のNaOClのほうが毒性や組織への為害性が高いため，いたずらに高濃度を使用することは避けるべきである．

　下のグラフは，AAE会員が用いているNaOCl濃度のアンケート結果[1]である．比較的高い濃度のNaOClが用いられているようであるが，これは，米国でシェアの高いNaOCl製品の濃度が5.25％であることが主因かと思われる．

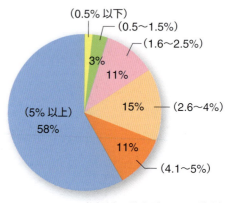

（括弧内の数字がNaOCl濃度）

1) Dutner J, et al. Irrigation trends among American Association of Endodontists members：a web-based survey. J Endod. 2012；38(1)：37-40.

（須藤　享）

根管洗浄

Q 根管洗浄はどのくらいの時間、行えばよいですか？

A 根管洗浄の効果を判断する明確な基準はありません．しかし，濃度や温度を高くしたり，作用時間を長くすると洗浄効果は高まります．

エビデンス

Zou L, et al. Penetration of sodium hypochlorite into dentin. J Endod. 2010; 36 (5): 793-796.

ヒト抜去歯を根管形成後，根管内をクリスタルバイオレットで染色．NaOClを作用させ，脱色した深さを計測．
濃度，温度，作用時間が大きくなるとNaOClの浸透深さも大きくなるが，有意差は認められなかった．

Sirtes G, et al. The effects of temperature on sodium hypochlorite short-term stability, pulp dissolution capacity, and antimicrobial efficacy. J Endod. 2005; 31 (9): 669-671.

ヒト抜去歯から採取した歯髄組織にNaOClを作用させ，その溶解量を調べた．1％のNaOClを作用させた場合，温度上昇（20℃，45℃，60℃）とともに溶解量は有意に大きくなった．また20℃で作用させた場合，1％よりも5.25％の方が有意に溶解量が大きかった．さらに，E. faecalis にNaOClを作用させた場合，濃度と温度が高いほど残存コロニー数が少なかった．

臨床での対応

残念ながら根管洗浄をどれだけ行えばいいのかという明確な基準はない．逆に言えば，根管にどれだけ感染源が残存しているのかを定量的に評価することはできない．

組織への為害性を考慮し，いたずらに高い濃度のNaOClを用いることは避けるべきである．低い濃度でも作用時間を長くすることで洗浄効果は高まる．また，新鮮な溶液を用いることも効果的なので，頻繁に溶液を取り替えつつ，超音波チップを用いた根管洗浄や根管内吸引洗浄法を併用し，できるだけ時間を割いて根管洗浄を行うことを勧める．

根管内に歯髄残渣等の有機物が残存している場合，NaOClを根管内に作用させると発泡してくる（写真）．この発泡が収まるまで根管洗浄を行うことは，一つの目安となる．

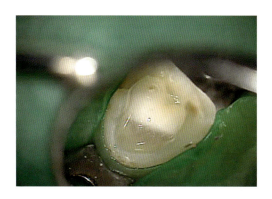

（須藤　享）

根管洗浄

Q 根管洗浄中に患者さんが激痛を訴えました．なぜですか？

A 洗浄液が根尖孔外に溢出した可能性があります．NaOClの場合，重篤な合併症を引き起こします．

エビデンス

NaOClが根尖孔外に溢出した症例がいくつか報告されている．

> Bowden JR, et al. Life-threatening airway obstruction secondary to hypochlorite extrusion during root canal treatment. Oral Surg Oral Med Oral Pathol Oral Radiol Endod. 2006；101（3）：402-404.
>
> 45歳，白人男性．7｜をNaOClにて根管洗浄直後に激しい痛みを感じた．急激に腫脹が増し，舌が著明に挙上されてきた．7｜抜歯と救急対応を行い，36時間後に腫脹消退．

> Behrents KT, et al. Sodium hypochlorite accident with evaluation by cone beam computed tomography. Int Endod J. 2012；45（5）：492-498.
>
> 32歳，白人女性．7｜を2mmオーバーで器具操作後，NaOClにて根管洗浄．洗浄中，灼熱感を伴う激しい痛みを感じた．救急対応を行い，6日後に腫脹消退．

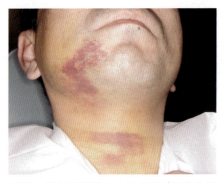

下顎右側小臼歯部よりNaOClが根尖孔外に溢出した症例．腫脹と斑状出血が頬部から頸部にまで及んでいる

臨床での対応

根管洗浄中に突然患者が痛みを訴えた場合，洗浄液が根尖孔外に溢出した可能性がある．洗浄液が生体組織と反応しない性質のものであればそれほど激痛にはならないが，NaOCl，H_2O_2などは気腫を引き起こす可能性がある．

NaOClの根尖孔外への溢出を認めたら，ただちに根管内を生理食塩水で洗浄し，軟組織からの出血を促す．局所麻酔薬と鎮痛薬で痛みの制御を図る．患部を温めつつ圧迫，温水での洗口を繰り返し，循環を促す．患者に安心するよう説明し，術後の経過観察を行っていく[1]．

根管洗浄には，根尖孔外への溢出リスクが伴うことを認識すべきである．特に，根尖孔が大きい場合や根尖病変が大きい場合は，リスクが高まる．リスクを低くするため，以下の対策を講じることが推奨される．

- 洗浄液を出す際に，根尖方向へ過度な圧力を加えない
- 洗浄針を，根管壁にロックさせない
- 先端ではなく，横方向に開口している洗浄針を用いる
- 根管内吸引洗浄法を用いる

1) Mehdipour O, et al. Anatomy of sodium hypochlorite accidents. Compend Contin Educ Dent. 2007；28（10）：544-546, 548, 550.

（須藤　享）

根管洗浄

Q 根管内吸引洗浄法とは何ですか？

A 根管洗浄法の一つで，根尖孔外への洗浄液の溢出リスクを下げつつ，根管全体を効率よく，かつ根尖部を確実に根管洗浄できる方法です．

エビデンス

Fukumoto Y, et al. An *ex vivo* evaluation of a new root canal irrigation technique with intracanal aspiration. Int Endod J. 2006; 39 (2): 93-99.

先端が開口した洗浄針を用いたシリンジ洗浄と根管内吸引洗浄法を比較した研究．スメア除去は，根管内吸引洗浄法で吸引針を根尖孔より2mmに設置した群で有意に効果的であった．また，NaOClの根尖孔外への溢出は，シリンジ洗浄で洗浄針を根尖孔から2mmに設置した群で有意に多かった．

İriboz E, et al. Comparison of apical extrusion of sodium hypochlorite using 4 different root canal irrigation techniques. J Endod. 2015；41 (3)：380-384.

4種の根管洗浄法で，根尖孔外へのNaOClの溢出を，根尖孔外の寒天の変色面積の割合で比較した研究．シリンジ洗浄のみ有意に変色面積が大きかった．Self adjusting file (SAF)，passive ultrasonic irrigation (PUI)，EndoVac system (SybronEndoから発売されている根管内吸引洗浄法の一種，日本未発売) では，EndoVacが最も変色面積の割合が小さかった．

	変色面積の割合	p value *p<.01
シリンジ洗浄	2.98 ± 0.79	.004*
SAF	1.32 ± 1.36	
PUI	0.62 ± 0.01	
Endo Vac	0.35 ± 0.0	

臨床での対応

　根管内吸引洗浄法とは，下図のように根管口から注入したNaOClを，根尖孔付近に設置した吸引針から吸引させるものである．根管全体にNaOClを行き渡らせることができ，根尖孔付近で陰圧吸引することで，NaOClの根尖孔外への溢出リスクを減らすことができる．

　バキュームに吸引針を接続するだけで導入でき，コストも低い．根管内吸引洗浄法用に開発されたiNPニードル（製造元：ミクナスファイルエンジニアリング，販売元：モリタ）は，#40と#60の外径に対し，肉薄で針内径が他の洗浄針よりも大きく，効率的に吸引を行うことができる．吸引針に電気的根管長測定用のコネクタを接続することにより，洗浄液の根尖孔到達度のモニタリングが可能である．

　根管内残渣が多い状態で行うと，吸引針が目詰まりしやすい．超音波チップを用いた根管洗浄を組み合わせることが有効である．

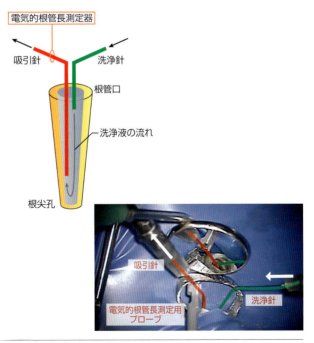

（須藤　享）

根管洗浄

Q 超音波スケーラーを用いた根管洗浄の有効性はどうですか？

A 有効性は，エビデンスでは確立されていません．しかし，臨床では広く使用されています．

エビデンス

Curtis TO, Sedgley CM. Comparison of a continuous ultrasonic irrigation device and conventional needle irrigation in the removal of root canal debris. J Endod. 2012；38（9）：1261-1264.

ヒト抜去歯に対し根管形成を行い，シリンジ洗浄（側方に開口した洗浄針）と，先端が開口した洗浄針を超音波振動させながら行った洗浄とを比較したところ，超音波振動を加えたほうが根管内残渣の量が有意に少なかった（p＜0.05）．

Liang YH, et al. Radiographic healing after a root canal treatment performed in single-rooted teeth with and without ultrasonic activation of the irrigant：a randomized controlled trial. J Endod. 2013；39（10）：1218-1225.

根管治療の既往がなく湾曲のない単根管で，根尖病変のある失活歯をランダムに2グループに分け，根管形成後にシリンジ洗浄ないしは超音波洗浄を行った結果，病変の治癒に有意差は認められなかった．

Park E, et al. Irrigation of the apical root canal. Endoodontic Topics. 2012；27：54-73.

根管洗浄についてのレビュー．これまでの研究からは，シリンジ洗浄，音波洗浄，超音波洗浄の有効性について，結論は出せない．

臨床での対応

根管内の炎症起炎物質を可及的に除去することが，根管治療の一義的な目的である．それを達成するためにさまざまな工夫を施す必要がある．根管洗浄時に超音波機器を利用するのも，その一つである．根管形成だけでは，根管内壁すべてを切削することは不可能である．また，複雑な根管系をシリンジ洗浄のみで対応することも困難である．

超音波チップを用いた洗浄効果は，チップの振動（写真左）による洗浄液の撹拌とキャビテーション，チップからのエネルギーによる洗浄液温の上昇でもたらされると考えられている．

写真右は，NaOCl溶液を満たした根管に超音波チップを挿入し振動させている状況．シリンジ洗浄だけでは見られなかった根管内残渣が浮いてきているのが認められた．

このように有効性があると思われるが，そのエビデンスは十分とは言えない．一番の問題は，実験モデルが規格化されていないことだと考えられる．

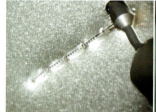 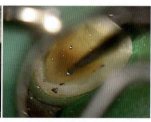

（須藤 享）

根管洗浄

Q 貼薬した水酸化カルシウムの除去は，どうすればよいのですか？

A シリンジ洗浄のみよりも超音波チップを用いるほうが効果的に除去できるようです．根管壁に残った水酸化カルシウム製剤は，溶解剤であるEDTAやクエン酸を用いることが有効です．

エビデンス

Topçuoğlu HS, et al. Efficacy of different irrigation techniques in the removal of calcium hydroxide from a simulated internal root resorption cavity. Int Endod J. 2015；48（4）：309-316.

　ヒト抜去上顎中切歯を用いた研究．洗浄液としてNaOClとEDTAを用い，水酸化カルシウム除去効果を比較した．Passive ultrasonic irrigation（超音波振動チップ），およびSAF（外表面が網目状のNiTiファイル）が有効であった．30G洗浄針を用いた従来法のシリンジ洗浄の水酸化カルシウム除去効果は限定的であった．

Rödig T, et al. Efficacy of different irrigants in the removal of calcium hydroxide from root canals. Int Endod J. 2010；43（6）：519-527.

　ヒト抜去上顎切歯を用いた研究．根管形成後に水酸化カルシウム製剤を根管内に充填．洗浄液を外径0.3mmの洗浄針を用いて作業長－1mmで注入後にファイルの上下動を行い，水酸化カルシウム製剤を除去．洗浄液には，EDTAのみ，クエン酸のみ，NaOClのみ，クエン酸とNaOClを半量ずつ，EDTAとNaOClを半量ずつ，精製水のみ，を用いた．
　EDTAのみとクエン酸のみが，他よりも有意に水酸化カルシウム製剤を除去できた（$p<0.05$）．

臨床での対応

　水酸化カルシウム製剤をシリンジ洗浄のみで除去することは困難である．無理に除去しようとすると，貼薬剤や洗浄剤の根尖孔外への溢出リスクが高まる．

　効果的に除去するには，超音波チップを用いて洗浄液の撹拌・キャビテーションに期待することが有効である．また，溢出リスクを低減させるには，根管内吸引洗浄法等の陰圧式根管洗浄法を用いることが有効である．また，超音波チップと根管内吸引洗浄法は併用できるため，相乗効果が期待できるかもしれない．

　水酸化カルシウム製剤の場合，溶解剤であるEDTAやクエン酸を用いることも有効である．

　写真左は，根管内に残留した水酸化カルシウム製剤．写真右は，それをクエン酸と超音波チップを用いて溶解させている状況．

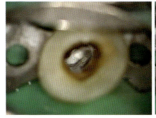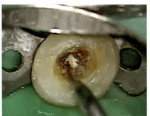

（須藤　享）

仮封

Q 仮封には，何を使えばよいですか？

A 通常は水硬性セメントを用い，症例によっては二重仮封・歯質接着性のある仮封材を用います．

エビデンス

Inamoto K, et al. A survey of the incidence of single-visit endodontics. J Endod. 2002 ; 28 (5) : 371-374.

アメリカのエンドドンティストへのアンケート調査．

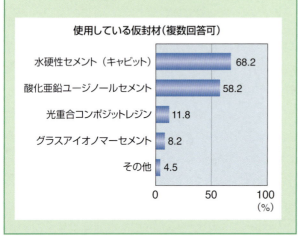

使用している仮封材（複数回答可）
- 水硬性セメント（キャビット） 68.2
- 酸化亜鉛ユージノールセメント 58.2
- 光重合コンポジットレジン 11.8
- グラスアイオノマーセメント 8.2
- その他 4.5

韓 臨麟ほか．各種歯内療法用仮封材の封鎖性に関する研究．日歯保存誌．2008；51（3）：274-280．

水硬性セメント（キャビトン・キャビット・ハイシール），酸化亜鉛ユージノールセメント，酸化亜鉛ユージノールハイブリッド仮封材，酸化亜鉛非ユージノールセメントの封鎖性を調査した論文．酸化亜鉛ユージノールセメントは水硬性セメント（ハイシール）に比べ有意に封鎖性が悪かった．水硬性セメント3種類の間に有意な差はなかった．

臨床での対応

以前使われていたストッピングは封鎖性が悪く，細菌漏洩の原因となるため，単体での使用は推奨されない．

酸化亜鉛ユージノールセメントは水硬性セメントよりも封鎖性が落ちるとの報告もあり，根管充填後にレジン系の材料を使用する場合にはレジンの重合阻害を起こす可能性を否定できない．

十分な仮封の厚みが確保できる窩洞である場合，充填・除去の簡便さから水硬性セメントでの仮封がよいと考える．ただし，緩やかな硬化反応であるため，治療後の1時間程度は食事を控えるように患者に伝える．また，水硬性セメントはユージノール系材料や水酸化カルシウムに触れると硬化不良を起こすため，水酸化カルシウム貼薬を行う場合，貼薬材との間に綿球などを入れて両材料が直接触れないように注意する必要がある．

水硬性セメントの磨耗が気になる場合は，表層をカルボキシレートセメントやグラスアイオノマーセメントなどでカバーすればよい．

仮封の厚みが確保できない場合には，グラスアイオノマーセメントやカルボキシレートセメントなど歯質接着性を有するセメントにて仮封を行うのがよいが，除去時に健全歯質を切削しないように注意が必要である．

> **用語解説**
> 仮封材：キャビットはキャビトン（ジーシー）と名前が似ているが，海外の製品．かつては日本でも発売されていたが，現在は販売されていない．

（吉岡俊彦）

仮封

Q 仮封を行う際の注意点として，どのようなことがありますか？

A 唾液の漏洩を防ぐことができる仮封材を，必要十分な厚みで充填することが大切です．

エビデンス

Lai YY, et al. Marginal leakage of different temporary restorations in standardized complex endodontic access preparations. J Endod. 2007; 33 (7): 875-878.
　髄腔開拡モデル（3壁性の窩洞）に各仮封材を充填し，1,3,5,7日で漏洩量を調査した論文．キャビットはすべての期間において漏洩距離が1mm程度で，IRMやリン酸亜鉛セメントなどと比較して有意に漏洩量が少なかった．

Webber RT, et al. Sealing quality of a temporary filling material. Oral Surg Oral Med Oral Pathol. 1978; 46 (1): 123-130.
　キャビットを用いる場合，漏洩を防ぐには3.5mm以上の厚みが必要である．

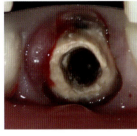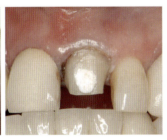

残存歯質が少ない症例．コア形態のレジン隔壁を作製し，適切な仮封および暫間補綴物の維持が可能となった．根管充填後は隔壁を除去せず，築造の一部とすることができる

臨床での対応

仮封材の要件としては，
① 唾液による細菌漏洩を防止できる
② 充填が容易である
③ 除去が容易である
④ 歯質との区別が容易である
⑤ 磨耗しにくい
などがあげられる．

　細菌漏洩だけを考慮すると歯質接着性の材料が望まれるが，除去時に健全歯質を削ってしまう可能性があるものは不適切である．逆に充填，除去が容易なストッピングは，封鎖性が悪く，細菌漏洩を防ぐことはできないため不適切である．

　水硬性セメントは練和が不要で充填が容易である．除去も超音波チップで行えるので，歯質切削の危険性は低い．硬化時に膨張するので，適切な厚み（3.5mm以上）が確保できれば，十分な封鎖性を発揮する．

　仮封材の厚みを確保するために，コンポジットレジンなど接着性材料による隔壁が必要となる場合もある．

　ポストテックは仮着セメントによる仮封となるため，細菌漏洩を防ぐことは難しい．コア形態の隔壁を作製し，窩洞を仮封後にテックを仮着する方法（写真）や，隣接歯に固定源を求めシェルテックにして窩洞を仮封する方法，ポストテックのポストを短くして仮封材の上にポストが設置できるようにする方法などがある．

（吉岡俊彦）

根管充填

Q 根管充填はいつ行えばよいですか？

A 原則として，根管治療後に症状がなく，根管内を乾燥させられ，打診痛や瘻孔がないことなどの臨床所見を満たすことが必要と考えられています．

エビデンス

　根管充填の時期について，明確なエビデンスに基づくクライテリアは示されてはいないが，European Society of Endodontology のガイドラインや American Association of Endodotists の Colleagues for Excellence では，以下のように根管充填の実施時期について公式に記載している．

> European Society of Endodontology. Quality guidelines for endodontic treatment : consensus report of the European Society of Endodontology. Int Endod J. 2006 ; 39（12）: 921-930.
> 　根管形成終了後，感染が除去できたと思われ，根管を乾燥させることができた時点で根管充填を実施すべきである．

> American Association of Endodontists : Obturation of Root Canal Systems.（http://www.aae.org/colleagues/）
> 　インスツルメンテーションと徹底した根管洗浄，根管充填を可能にする根管スペースの形成がすべて十分に達成されたとき，三次元的な根管充填を行うことが許される．

　また，さまざまな論文や教科書では，根管形成・根管洗浄の実施後，以下のものを満たすことが望ましいと共通して述べられている．
①患歯が無症状（腫脹・疼痛・打診）
②根管内が乾燥している
③瘻孔がない
④浸出液が根尖孔から上がってこない

根管充填の可能な時期を判断する，臨床的な基準となっていると思われる．

臨床での対応

　感染根管治療をその日のうちに終了できるかを判断することは非常に難しい．そのため，細菌培養検査による細菌学的な検討がなされることもあり，1960年代にはその有効性も多く示されたが，予後に関連がないという報告もある[1]．

　適切な根管充填が行えるタイミングで実施を先延ばしにすることは，次回来院時までに仮封脱離などの再感染のリスクが生じる．1回（即日充填），複数回での根管治療の予後に違いがないという報告が多く，根管充填が適切と判断された場合は，速やかな実施が望ましい．

　NaOCl水溶液を根管内に満たし，発泡がほぼ見られない状態を，根管充填が行えるかを判断する臨床的な基準の一つとすることもある．写真のように発泡が強い場合は，根管内の有機質が多く残存し，洗浄が不十分と捉えられる．

　また，臨床症状や瘻孔が残存していても，外科的歯内療法を前提として根管充填を行うという選択もあるが，患者への十分な説明と同意が必要である．

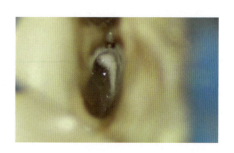

1) Bender IB, et al. To culture or not to culture? Oral Surg Oral Med Oral Pathol. 1964 ; 18 : 527-540.

（古畑和人）

根管充填

Q 根管充填前の細菌培養検査は，予後の予測に有効でしょうか？

A 陰性の場合，予後が良い傾向にあるという報告が複数ありますが，結果の判定までのタイムラグがあるなどの問題もあります．

エビデンス

> Sjögren U, et al. Influence of infection at the time of root filling on the outcome of endodontic treatment of teeth with apical periodontitis. Int Endod J. 1997；30（5）：297-306.
>
> 根管充填時の細菌培養検査結果と5年予後の関連を調べた研究．嫌気培養検査が陰性の根管では治癒率が94％だったが，陽性の根管では68％と有意に低かった．

> Ng YL, et al. Outcome of primary root canal treatment：systematic review of the literature – Part 2. Influence of clinical factors. Int Endod J. 2008；41（1）：6-31.
>
> 治療が初めて行われた根管において，さまざまな臨床条件が根管治療の予後に与える影響を調べたシステマティックレビュー．根管充填前の細菌培養検査の結果は，根管治療の成功率に有意な影響はなかった．ただし，術前に根尖部透過像が見られる場合は，オッズ比が2.12と，陰性のほうが経過が良い傾向が出ている．

臨床での対応

　日常臨床において細菌培養検査が取り入れられることが少ないのは，判定にタイムラグがあり，本来根管充填可能なタイミングを逃すことに理由がある．また，根管充填時の根管の状態が検査実施時のまま保たれている保証もない．根管内の細菌数が即時判定できるような方法が望まれるが，現在では適切な方法は存在しないため，根管充填のタイミングは臨床所見から判断されることが多い．

　1回での根管治療の予後が複数回のそれと差がないことから，根管内の清掃が達成されたと臨床的に判断された時点で根管充填に移行してもよいというのが，現在の考え方の大勢と言える．

　根尖性歯周炎の治癒機転は，細菌感染の強さに宿主の免疫が勝ったときに起こる．生物学的に許容できるレベルに根管内の清掃効果が保たれることが根管治療の成功のための条件である．一方で，根管内の細菌数がどの程度許容できるのか，細菌数をどのようにカウントすればよいのかについては，全く知見がない．また，現在の細菌培養検査では培養できない細菌の存在も否定できない．

　細菌簡易培養検査（S培）は，根管の清掃効果を判断するための数少ないアプローチの一つではあるが，有効性としてはあまり強いものではなく，「ないよりはよい」という程度の認識が多いようである．

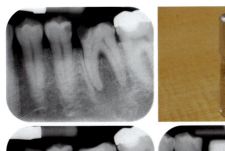
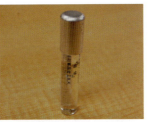
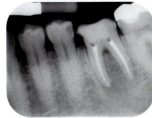
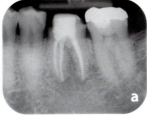

大きな根尖部透過像が見られる6̅（左上）．根管形成，根管洗浄後，S培（右上）で陰性を確認して根管充填（左下）．術後6カ月のデンタルX線写真では（右下），根尖部透過像は縮小している

（古畑和人）

根管充填

Q 根管充填前に根管内のスメアは，除去したほうが良い結果を得られますか？

A スメアは除去すべきという *ex vivo* の研究は多いですが，それが臨床結果に差をもたらしているという報告はいまだありません．

エビデンス

Shahravan A, et al. Effect of smear layer on sealing ability of canal obturation：a systematic review and meta-analysis. J Endod. 2007；33（2）：96-105.

　スメアの除去が *ex vivo* で根管充填歯の漏洩を減少させるかを調べたシステマティックレビュー．65の研究が選ばれ，53.8％が有意差なし，41.5％がスメアを除去したほうが，4.6％が除去しないほうが良い結果だった．
　根管充填の方法やシーラーの種類などは漏洩には影響せず，スメアを除去したほうが根管系のよりタイトな封鎖を示した．

Saleh IM, et al. Bacterial penetration along different root canal filling materials in the presence or absence of smear layer. Int Endod J. 2008；41（1）：32-40.

　シーラーにAH Plus（AH：デンツプライ），RealSeal sealer（RS：製造中止），Apexit（AP：ビバデント）を用いて，スメアの除去なしの根管と，EDTAでスメアを除去した根管に根管充填を行い，歯冠側から根尖孔までの細菌の漏洩を調べた研究．RS，APではスメアが残っているほうが細菌の漏洩が有意に遅かった．AHはスメアの有無で有意差はなかったが，スメアありのほうが細菌の侵入は遅い傾向にあった．

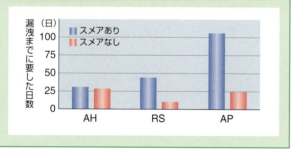

臨床での対応

　スメアの除去を支持するスタンスは，以下のようなスメアの特徴による理由が根拠である[1]．
　① 水分が多く，厚みや体積が不安定
　② 細菌や壊死組織を含んでいる
　③ 細菌の住処となり，象牙細管への侵入を許す
　④ 根管洗浄の効果を妨げる
　⑤ 根管充填材での適切な封鎖を妨げる
　⑥ 粗な構造体であり，細菌感染のルートとなる
　上記を支持する研究は多数存在し，結果として米国の一般開業歯科医師は73％がスメアの除去を行っていると回答している[2]．
　一方で，スメア除去の根拠とされている研究はすべて *ex vivo* であり，スメアの除去が臨床結果にどれだけ影響しているかは不明である．また，EDTAとNaOCl溶液の交互洗浄で根管壁が侵食される（エロージョンを起こす）という指摘もあり[3]，必ずしもスメアの除去は根管充填において有利なものとはかぎらない．逆に根管形成によって生じたスメアが象牙細管を封鎖するという報告も存在する．
　スメア除去の必要性については結論は出ていないが，これに限らず手技一つにも根拠があるのかを疑い，歯科医師という科学者の目で情報を再検索し，自分なりの結論を常にアップデートされた形でもつことは，重要な姿勢である．

1) Violich DR, Chandler NP. The smear layer in endodontics - a review. Int Endod J. 2010；43(1)：2-15.
2) Savani GM, et al. Current trends in endodontic treatment by general dental practitioners：report of a United States national survey. J Endod. 2014；40(5)：618-624.
3) Qian W, et al. Quantitative analysis of the effect of irrigant solution sequences on dentin erosion. J Endod. 2011；37(10)：1437-1441.

（古畑和人）

根管充填

Q 根管充填前の根管の乾燥は，どのように行えばよいですか？

A 複数本のペーパーポイントを用いるか，バキュームに装着したニードルで根管内を吸引した後にペーパーポイントで仕上げの乾燥を行います．

エビデンス

Hosoya N, et al. Effect of canal drying methods on the apical seal. J Endod. 2000；26（5）：292-294.

　4つの異なる方法（グループ1：ペーパーポイント（以下PP）1本，グループ2：PP4本，グループ3：PP4本＋10秒エアブロー，グループ4：PP4本後に200℃のヒートプラガーで根管内を5秒加熱）で根管内を乾燥させ根管充填を行い，根管内の乾燥度（乾燥前後の質量から算出）と根尖部封鎖性を調べた研究．根管の乾燥度が高いほうが根尖部の封鎖性が高かった（グループ4＞3＞2＞1）．

Nagas E, et al. Dentin moisture conditions affect the adhesion of root canal sealers. J Endod. 2012 Feb；38（2）：240-4.

　根管の乾燥状態の異なる以下の4つの群に対して，4種類のシーラーを用いて根管充填を行った後のシーラーの打ち抜き接着強さを比較した研究．
【根管の状態】
　Ethanol：95％エタノールで根管内を脱水後，PPでエタノールを除去，Paper Points：PPが濡れなくなるまで交換して乾燥，Moist：根管内をルアーバキュームアダプターを用いて吸引の後，PPで1秒乾燥，Wet：根管内を蒸留水で満たしたまま
【シーラーおよび根管充填材】
　AH plus（デンツプライ）＋ガッタパーチャ，iRoot SP（日本未発売）＋ガッタパーチャ，MTAフィラペックス（アンジェラス）＋ガッタパーチャ，Epiphany＋Resilon（製造終了）
　接着が最も強いのはMoist群，最も弱いのはWet群であった．シーラーは接着の強い順にiRoot SP＞AH Plus＞Epiphany＞MTAフィラペックスであった．近年シェアが増えているエポキシレジン，バイオセラミック，接着性レジン系の各シーラーにおいては，根管内をニードルを用いてバキュームで吸引して得られる程度の根管の乾燥状態で，最も良好な接着強さを得られることがわかった．

臨床での対応

　根管内の乾燥が不十分な場合，シーラーが根管壁になじまなかったり，シーラーと根管の間に水分が残った状態で根管充填となるため，注意が必要である．

　根管のような先端の閉じている，いわば盲管をスリーウェイシリンジのエアで乾燥させることは難しい．根管内に空気を還流させるためには圧力勾配と流路が必要である．エアブローにより根管口部の圧力が根尖孔よりも高くなるが，根尖孔より先は閉鎖しているため，エアは根管内を通り抜けず，思ったほど乾燥できない．そこで考えられる手段は，ペーパーポイントで吸い取ってしまう方法と，根尖付近にバキュームに接続したニードルを留置して，気体の抜ける流路を作り，根管内へのエアの流れを誘導する方法である．

　ペーパーポイントのみを用いる場合は，4本程度の本数を用いてペーパーポイントが濡れなくなるまで交換しながら行う．吸引による乾燥が可能であれば，そちらを選択するのも便利である．ただし，吸引による方法は，吸引針が根尖付近まで届く必要があり，細い根管形成や湾曲根管などでは十分な乾燥が得られない可能性があることには，注意が必要である．写真は外科用バキュームチップに接続した27Gのニードルで根管を乾燥している様子．

　また，国内では未発売だが，MTA系シーラーなどは親水性であり，水分が硬化反応に必要であることから，完全な乾燥状態よりもある程度の湿度が残っているほうが有利であることはうなずける．

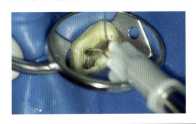

（古畑和人）

根管充填

Q 根管充填にシーラーは必要ですか？

A *ex vivo* ですが，シーラーを使用したほうが封鎖性が高いという報告があります．使用したほうがよいと考えられます．

エビデンス

Khayat A, et al. Human saliva penetration of coronally unsealed obturated root canals. J Endod. 1993；19（9）：458-461.

　シーラーを使用せずにガッタパーチャコーンのみの根管充填，シーラーを用いての側方加圧充填，あるいは垂直加圧充填を行った根管に対し，歯冠側からの唾液の浸透を調べた研究．

　唾液が根管口から根尖まで浸透するのに要した時間は，シーラーなしでは2日以内，シーラーを使用した2群はともに30日弱程度であった．側方加圧充填と垂直加圧充填の2群間には有意差はなかった．

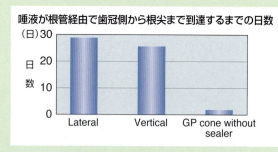

Evans JT, Simon JH. Evaluation of the apical seal produced by injected thermoplasticized Gutta-percha in the absence of smear layer and root canal sealer. J Endod. 1986；12（3）：100-107.

　側方加圧充填，垂直加圧充填のそれぞれにシーラー使用の有無で色素浸透試験を行い比較した研究．

　充填方法間に有意差はなかったが，シーラー使用群はシーラー不使用群よりも有意に色素浸透が少なかった．またこの研究ではスメアの有無についても調べているが，両者の間に色素浸透性の差はなかった．

臨床での対応

　シーラーは根管充填ではガッタパーチャと根管壁の間を埋める役割を果たし，また抗菌作用や歯質との接着性などを期待することもある．そのため，根管充填時には根管壁全体にシーラーを満遍なくなじませることが勧められている．

　ex vivo で封鎖性を評価した研究は多く，実際にシーラー使用群は不使用群よりも高い封鎖性を示すが，いずれも完全なものではない．

　シーラーにはさまざまなタイプが存在する．いずれも適切に使用することで根管充填の緊密度を高めることが期待される．一方，長期経過のなかでシーラーの吸収という現象が指摘されるケースも多く存在する．シーラーのみでの根管充填はデリバリーの難しさや，素材によっては単体での封鎖性が悪いことなどから勧められてはおらず，シーラーはあくまで補助的な根管充填材と捉えるべきであり，コアマテリアルとしてのガッタパーチャと併用したシーラーの使用が一般的である．

　根管形態は根尖部や側枝，フィンやイスマスのみならず，形成された主根管ですら立体構造は複雑であり，不完全ながらも充填率を高めるためにフローの良いシーラーの使用は，いまのところ必須と言える．

（古畑和人）

根管充填

Q 側方加圧充填での加圧は，どのくらいの力で行えばよいですか？

A 歯根破折のリスクを考慮し，3kg以下で行うことが勧められます．

エビデンス

> Lertchirakarn V, et al. Load and strain during lateral condensation and vertical root fracture. J Endod. 1999；25（2）：99-104.
>
> 歯内療法専門医が抜去歯に対して側方加圧充填を行った際にスプレッダー（D11T，ヒューフレディー）に加えられた力を測定したところ，平均2.0〜2.5kgであった．一方，スプレッダーの加圧により歯根破折が生じる力を測定したところ，最も破折が生じやすかった下顎前歯，上顎小臼歯でそれぞれ平均8.7kg，6.2kgであった．
> 各歯種での破折時の最小加圧力の70％を安全限界と設定すると，いずれの歯種でも加圧力は安全限界を下回った．術前に破折のない歯根では，側方加圧充填の加圧により破折が生じるリスクは低いと考えられる．

> Dang DA, Walton RE. Vertical root fracture and root distortion：effect of spreader design. J Endod. 1989；15（7）：294-301.
>
> テーパーの異なるスプレッダーを用いて抜去歯に側方加圧充填を行った場合，テーパーの強いスプレッダーの方が歯根の歪みが大きかった．この研究は3kgで0.035テーパーと0.05テーパーのスプレッダーで加圧した際の歯根の歪みを比較したものであるが，0.05テーパーのスプレッダーではおよそ4倍の歪みが生じていた．
> また，どちらのテーパー群でも，SEM試料作成の過程で生じたと思われるもの以外の歯根破折は認められなかった．

臨床での対応

側方加圧充填で加える力は，常識的な範囲で行われるかぎりは歯根破折を生じさせるものよりも小さいと思われる．注意せねばならないのは，根管充填以前に根管に歯根破折やクラックなどが生じている場合である．この場合は，すでに構造に欠陥が生じているため，歯根が加圧によって歪めば構造の破綻が進展することが考えられる．適切に治療を行ったつもりでも，早期に悪化する要因となるので術中の根管の慎重な観察，歯根に対して優しい根管治療の手技が求められる．

また，スプレッダーが根管に嵌合する状態での加圧は，楔効果で容易に歯根破折を生じさせるため，大変危険である．形成された根管よりも小さいテーパーのスプレッダーを選択し，根尖まで到達しないことを確認しながら加圧することは，厳守せねばならない．

側方加圧充填において，強く押せば緊密に詰まるような印象をもちがちだが，充填率に影響を及ぼすのは根管のテーパーやスプレッダーのデザインであり，適切なものを選択することが求められる．

写真のように自身の加圧の際の力を測定してみると，853gしか出ていない．3kgの加圧は意外と大きいことがわかる．

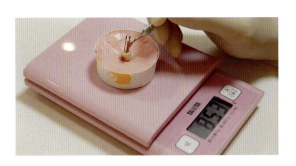

（古畑和人）

根管充填

Q 側方加圧充填と垂直加圧充填はどちらが優れていますか？

A 予後を判断基準とすれば，両者に差はないか，垂直加圧充填が優れています．

エビデンス

根管充填法の手技としては側方加圧充填法（LC），垂直加圧充填法（VC），シングルポイント法がポピュラーなものである．

> Farzaneh M, et al. Treatment outcome in endodontics-the Toronto Study. Phase II：initial treatment. J Endod. 2004；30（5）：302-309.
> Marquis VL, et al. Treatment outcome in endodontics：the Toronto Study. Phase III：initial treatment. J Endod. 2006；32（4）：299-306.
>
> 側方加圧充填と垂直加圧充填の予後について，大規模なコホート研究としてToronto Studyがあげられる．これによると，VCはLCよりも10％ほど治癒率が高く，有意に良い結果が得られている．また，術前のX線診査で根尖性歯周炎が認められる場合は，VCの治癒率はLCの場合よりも16％高くなり，優位性はより強くなる．

> Peng L, et al. Outcome of root canal obturation by warm gutta-percha versus cold lateral condensation：a meta-analysis. J Endod. 2007；33（2）：106-109.
>
> 根管充填法による治癒の比較を行ったメタアナリシスでは，VCはLCに比べて，充填材の根尖からの溢出は多い（p＝0.0007）が，術後疼痛（p＝0.66），長期予後（p＝0.10），充填の質（p＝0.07）においては同様の結果が得られた．

臨床での対応

VCは，加温・軟化されたガッタパーチャとシーラーの流動性を生かして，複雑な形態の根管に緊密に充填を行うことを目的としている．歯冠側からプラガーで加圧することで，パスカルの原理に従って充填材が根管壁や根尖方向に圧接される．側枝への充填率や根尖からの溢出率が高いのはこのためである．手技の特徴から，広い根管や根尖孔，樋状根管，分岐や側枝，湾曲などをもつ根管においてメリットが大きいが，LCと比較して，VCはよりテクニックセンシティブであり，良い結果を安定して得るためには十分なトレーニングが必要である．またシーラーの溢出や口唇の火傷などの偶発症が起こりうることにも注意が求められる．

一方LCは，適切に形成された根管に対しては安定した根管充填の質が期待できる．コンスタントにVCを行っていない歯科医師がLCを第一選択とすることには，何ら問題ない．

写真は歯内歯周疾患の 7| の樋状根管へVCを行った症例．複雑な根管形態をしており，LCで緊密に充填することは難しく，VCのほうが有利と思われる．

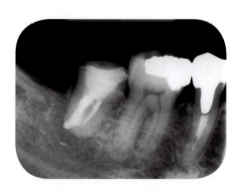

（古畑和人）

根管充填

Q 根管充填の到達度の違いは，予後に影響がありますか？

A オーバーした根管充填は，X線上の術後経過に良くない影響があるようです．

エビデンス

> Tsuneishi M, et al. Radiographic evaluation of periapical status and prevalence of endodontic treatment in an adult Japanese population. Oral Surg Oral Med Oral Pathol Oral Radiol Endod. 2005；100（5）：631-635.
>
> 岡山大学に来院した20歳以上の日本人の患者672人の初診時の全顎デンタルX線写真検査から，被根管充填歯の充填材の到達度と根尖病変の有無を調べた研究．
> デンタルX線写真上でオーバーな根管充填よりも，根尖から2mm以上アンダーのほうが根尖病変の有病率が有意に低かった．また，根尖から2mm以内のアンダーよりも，2mm以上アンダーのほうが有病率が低かった．

> Dugas NN, et al. Periapical health and treatment quality assessment of root-filled teeth in two Canadian populations. Int Endod J. 2003；36（3）：181-192.
>
> TorontoとSaskatoonの大学病院に来院した25～40歳の患者610人の根管充填の質と根尖病変の有無を調べた研究．
> デンタルX線写真上で根管充填が根尖から2mm以内のアンダーのケースが最も根尖病変の有病率が小さく，それらと比較して2mm以上アンダー，オーバーのケースを合わせたオッズ比は2.49と有意に有病率が大きかった．2mm以上アンダー（2.39），オーバー（2.76）に有意差はなかったが，2mm以上アンダーのほうがやや有病率が小さかった．

臨床での対応

根管充填の目的は，根管治療の結果生じた死腔を埋めることで，細菌の活動できるスペースを潰すことである．そのため，適切に根管形成や洗浄がなされ，緊密に根管充填がなされることが望まれる．

一方でデンタルX線写真上では，根管充填材が根尖孔まで適切に到達しているかを評価することは難しい．それはデンタルX線写真上の根尖と実際の根尖孔が一致しないことが多いためである．デンタルX線写真上でオーバーな根管充填は確実に根尖を逸脱しているが，アンダーな根管充填の場合は，オーバー，フラッシュ，アンダーの状況がいずれも起こりうる．CBCTとデンタルX線写真で根管充填の到達度を比較した研究では，デンタルX線写真でアンダーと評価されたうち，80％がCBCTではフラッシュであった[1]．アンダーの方が予後が良い評価となる一つの要因であろう．

写真は|5|に根尖孔を大きく逸脱したガッタパーチャ周囲に透過像を生じている症例．外科的に除去を行い，半年後の予後では病変の縮小が認められる．

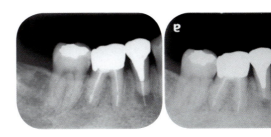

1) Liang YH, et al. Endodontic outcome predictors identified with periapical radiographs and cone-beam computed tomography scans. J Endod. 2011；37(3)：326-331.

（古畑和人）

根管充填

Q 根管充填材の根尖孔外への溢出は，予後に影響があるでしょうか？

A 少量のシーラーの溢出は生体が処理することが報告されていますが，生存率や根尖部の治癒には悪影響を及ぼします．

エビデンス

Ricucci D, Langeland K. Apical limit of root canal instrumentation and obturation, part 2. A histological study. Int Endod J. 1998；31（6）：394-409.

　根管治療後に摘出した41本の歯の根尖部と根尖周囲組織の病理所見を扱った論文．
　根管充填材が溢出している6本では，溢出した充填材の周囲には強い炎症反応が見られたが，臨床症状はなかった．また，2本では根尖部透過像の縮小が見られたが，6年経過後も溢出した根管充填材周囲のX線透過像は残存していた．

Augsburger RA, Peters DD. Radiographic evaluation of extruded obturation materials. J Endod. 1990；16（10）：492-497.

　根管充填材および酸化亜鉛ユージノールシーラーの溢出の経過を，最大6年半まで追った報告．
　溢出したシーラーは3mm以上押し出したケースを除いて，時間とともに消失していた．また，ガッタパーチャよりもシーラーのほうが消失するのが早かった．

Ng YL, et al. A prospective study of the factors affecting outcomes of non-surgical root canal treatment：part 2：tooth survival. Int Endod J. 2011；44（7）：610-625.

　根管充填材の溢出は，予後調査においては根尖部の治癒と歯の生存率に有意に悪影響があるという報告．
　生存率は22カ月以降で有意に低下したが，22カ月までは有意差がなかった．これは待機的診断がなされること，オーバーインスツルメンテーションで生じた根尖部の破折の影響が表面化するのにタイムラグがあることが，理由としてあげられている．

臨床での対応

　溢出した少量のシーラーが，数年のうちにX線写真上では消失することがままある．また，根尖部透過像の縮小が見られるケースでは，特に臨床症状も残らないことから，問題とならないことが多い．

　一方，アピカルパーフォレーションや，根尖部の側枝に壊死組織や感染性物質などが存在する根管に過剰な根管充填がなされた場合，アンダーインスツルメンテーションとオーバーフィリングが共存し，予後不良の原因となると考えられている．多量に溢出した異物があると根尖孔外での炎症反応が長期的に維持され，ときには生体が処理できない感染源となるため，基本的には可能なかぎり溢出を避けるよう努めるべきである．

　また，根尖孔にファイルが到達した時点でマイクロクラックが生じるという報告もあり，予後不良のケースは根尖孔を医原性に破壊した結果として捉えることもできる．根管のpatency（ファイルの穿通性）の維持のために，意図的にオーバーインスツルメンテーションを行う術式は，上記の理由から避けるべきである．

　写真左は根尖部透過像がある2|の根管充填時にシーラーが溢出した症例．半年後の経過（写真右）では透過像は縮小し，シーラーも吸収され始めている．

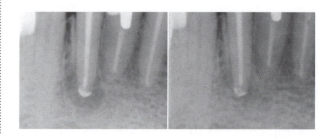

（古畑和人）

根管充填

Q アンダーになってしまった根管充填を，やり直す必要はありますか？

A X線写真上と実際の根管充填の到達度には差があることに注意し，明らかなエラーがあるようならば再治療を検討すべきです．

エビデンス

Fava LR, Dummer PM. Periapical radiographic techniques during endodontic diagnosis and treatment. Int Endod J. 1997；30(4)：250-261.

デンタルX線写真の撮影に際し，フィルムや歯とX線の角度がX線写真画像に与える変化を説明した論文．解剖学的な根尖が，X線写真上での歯根の先端とは異なることなどが説明されている．

Liang YH, et al. Endodontic outcome predictors identified with periapical radiographs and cone-beam computed tomography scans. J Endod. 2011；37(3)：326-331.

デンタルX線写真とコーンビームCTでの根管治療の結果の比較を行った研究．根管充填材の到達度や緊密度などの評価はデンタルとCTでは異なっていた．

到達度については，デンタルでフラッシュ（根管充填が根尖までなされている）と評価された92根管のうち，10根管はCTではオーバーしており，デンタルで2mm以上アンダーと評価された25根管のうち，実際にアンダーだったものは5根管にすぎなかった．

		デンタル			total
		フラッシュ	オーバー	アンダー	
CT	フラッシュ	81	8	20	109
	オーバー	10	18	0	28
	アンダー	1	0	5	6
	total	92	26	25	143

臨床での対応

X線写真上で根管充填がアンダーであることが，必ずしも解剖学的にそうであるとはかぎらない．また，SchaefferらがデンタルでのRoot根管充填の到達度と治癒の評価を行ったメタアナリシスでは，オーバーはフラッシュよりも有意に経過が悪く，2mm以上のアンダーはフラッシュより経過は良くない傾向があったが，有意差はなかった[1]．

つまり，根管充填の到達度がアンダーであることが成功率を著しく下げるリスク因子となるわけではないが，術中のテクニカルエラー（根管充填時にメインポイントが根尖から抜けている，メインポイントの選択ミスで届いていない，垂直加圧充填での充填材の不到達など）が認められ，自身の再治療で可能な改善が，治療に伴うリスクを上回ると判断できるならば，再治療を検討すべきであろう．

写真は，6|の遠心根のデンタルで1.5mmほどアンダーに見えたが，CTでは解剖学的根尖孔にほぼ一致する根管充填であった症例．

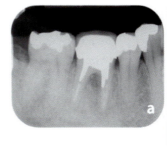
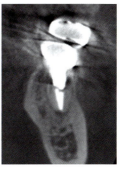

1) Schaeffer MA, et al. Determining the optimal obturation length：a meta-analysis of literature. J Endod. 2005；31(4)：271-274.

（古畑和人）

根管充填

Q 側枝へ根管充填するには，どうしたらよいですか？

A NaOClとEDTAを用いた根管洗浄，および加熱ガッタパーチャによる根管充填が効果的なようです．

エビデンス

Villegas JC, et al. Obturation of accessory canals after four different final irrigation regimes. J Endod. 2002；28（7）：534-536.

抜去歯を用い，側枝への根管充填における根管洗浄剤の影響を調べた研究．洗浄なし，蒸留水，6% NaOCl，6% NaOCl＋15% EDTAの4つの群で，根管洗浄後に垂直加圧根管充填を行った．

グラフに示すように，側枝への充填率はNaOCl＋EDTA群で最も高く，NaOCl群がそれに続く．蒸留水や洗浄なしの群は，それらよりも有意に充填率が低かった．

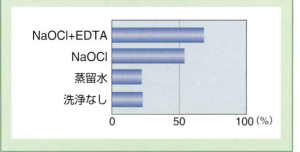

DuLac KA, et al. Comparison of the obturation of lateral canals by six techniques. J Endod. 1999；25（5）：376-380.

樹脂製の湾曲根管模型の歯冠側1/3，中央部，根尖側1/3に設置された側枝への，シーラーとガッタパーチャの充填率を調べた研究．

根尖付近の側枝では，垂直加圧充填法の一種であるContinuous wave of condensation法とサーマフィルを用いたCarrier-based thermoplasticized gutta-perchaは側方加圧充填，加熱側方加圧充填，Vertically condensed high-temprature gutta-percha，加熱垂直加圧充填よりも有意に充填率が高かった．

用語解説

Continuous wave of condensation法とは専用の器材を用いて行う垂直加圧充填法の一つ．ダウンパックとバックパックの2つの過程で行われる．

臨床での対応

X線写真で側枝に入った根管充填材が見られない理由は，以下が考えられる．

① 実際に入っていない
② 充填されているが細くて見えない
③ 材料の造影性が低くて見えない

①については，根管洗浄を適切かつ徹底的に行うことで，側枝に詰まった削片などを取り除き，根管充填材が入る空間を作ることができる．

②の細い根管では，骨梁などの周囲組織の造影性に隠されてしまって見ることができない．

③の材料に関して，側枝には流動性の高いシーラーが入りやすく，造影性が低いシーラーを用いた場合は写りにくい．

側枝への根管充填は，適切な根管治療が行われたうえでの結果論である．むろん充填されていることが望ましいが，複雑な形態の根管を有するすべての側枝を適切に処置することは，現在の治療技術では残念ながら難しい．一方で，側枝が難治性根尖性歯周炎の原因となることも指摘されており，適切な根管治療のうえで側枝へ充填がなされていれば喜ばしい．いずれにしても，側枝への根管充填は根管治療成功の代替エンドポイントではないことを，心にとどめておく必要がある．

写真は 1| にシーラーにAH Plus（デンツプライ）を用いて，Continuous wave of condensation法で根管充填を行ったもの．近心の側枝にシーラーと思われるものが充填されている（左：術前，右：術後）．

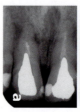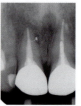

（古畑和人）

根管充填

Q MTA 系シーラーはどのような評価ですか？

A 現在のところ MTA に期待されるような性質は認められておらず，従来のシーラーと同等の評価となっています．

エビデンス

Weller RN, et al. Microscopic appearance and apical seal of root canals filled with gutta-percha and ProRoot Endo Sealer after immersion in a phosphate-containing fluid. Int Endod J. 2008；41（11）：977-986.

66本の抜去歯でMTA系シーラーのProRoot Endo Sealer（Dentsply，日本未発売）とエポキシレジン系のAH Plus（Dentsply），酸化亜鉛ユージノール系のPulp Canal Sealer（SybronEndo，日本未発売）の3種を用いて垂直加圧充填を行った際の，7日後，35日後の封鎖性を調べた研究．

ProRootはPulp canal sealerよりも有意に封鎖性がよく，AH Plusとは差がなかった．

Sönmez IS, et al. *In vitro* evaluation of apical microleakage of a new MTA-based sealer. Eur Arch Paediatr Dent. 2012；13（5）：252-255.

51本の単根抜去歯でAH Plus（Dentsply），MTAフィラペックス（製造元：Angelus，ヨシダ取扱），ProRoot MTA（Dentsply）を使用して根尖部の微小漏洩を調べた研究．シーラーであるAH PlusとMTAフィラペックスはガッタパーチャと併用して，ProRoot MTAは単独で根管充填が行われたものが用いられた．

漏洩試験の結果は，MTAフィラペックスがAH Plus群，Pro Root MTA群と比較して有意に漏洩が大きかった．

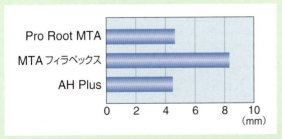

色素浸透試験の結果．ProRoot MTA群4.49±1.36mm，MTAフィラペックス群8.29±2.42mm，AH Plus群4.64±2.76mm

臨床での対応

MTA系シーラーは，MTAによる根管充填が比較的良好な結果を得られることから，新しいタイプのシーラーとして期待されている．

2016年現在，MTA系シーラーとして国内で使用できるのはMTAフィラペックスのみである．MTAを含むペーストとレジンを含むペーストを混和して用いるため，いわゆるMTAとは異なるものである．

しかしMTAフィラペックスは，現在のところ他のシーラーと比較して特別に優れた性能をもつとは言い難い．レジンベースのペーストとMTAベースのペーストを混和するため，Gray MTAやWhite MTA等のいわゆるMTAとは物性が異なり，単独での根管充填材としての使用も推奨されていない．SönmezらのAH Plusよりもシーラーとしての封鎖性は低いという評価である．骨修復の促進については，MTAが含まれているため期待されたが，AH Plusと同様の評価であった[1]．

また，わが国ではMTAによる根管充填は薬事承認が得られておらず，使用できる薬剤が限られている．一方でMTAのもつ性質には大きな期待が寄せられており，今後の新たなMTAシーラーの研究や開発が待たれる．

1) Assmann E, et al. Evaluation of bone tissue response to a sealer containing mineral trioxide aggregate. J Endod. 2015；41（1）：62-66.

（古畑和人）

根管充填

Q 接着性シーラーはどのような評価ですか？

A 根管壁，コアマテリアルとシーラーの接着性は期待されますが，総じて他種のシーラーと比較して特別優れているわけではありません．

エビデンス

Ishimura H, et al. Sealing ability of new adhesive root canal filling materials measured by new dye penetration method. Dent Mater J. 2007；26（2）：290-295.

レジロン＋エピファニー（RE），ガッタパーチャ＋シーラペックス（GS），ガッタパーチャ＋スーパーボンドシーラー（表面処理剤グリーンで歯面処理；GDS），ガッタパーチャ＋スーパーボンドシーラー（アクセルで歯面処理；GADS）を行い，色素浸透試験で封鎖性を評価した研究．30日間のメチレンブルーへの浸漬の結果，GDS群が有意に色素浸透性が高かった．他3群の間には差はなかった．

Gesi A, et al. Interfacial strength of Resilon and gutta-percha to intraradicular dentin. J Endod. 2005；31（11）：809-813.

レジロン＋エピファニー群とAH Plus＋ガッタパーチャ群で，根管壁と根管充填材の間の接着界面の応力を比較した研究．レジロン群は0.5±0.41MPa，AH Plus群は0.94±0.77MPaであり，レジロン群は有意に接着界面の応力は小さかった．

Al-Hiyasat AS, et al. Cytotoxicity evaluation of various resin based root canal sealers. Int Endod J. 2010；43（2）：148-153.

4種類のレジン系シーラー（AH Plus，EndoREZ（ウルトラデント），Epiphany，Metaseal）の細胞毒性の違いを評価した研究．細胞毒性はMetasealが最も強く，AH Plusが最も小さかった．

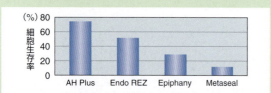

各種シーラーの細胞生存率

臨床での対応

メタクリレートレジン系シーラー（いわゆる接着性シーラー）は，コアマテリアルとシーラーを一体化させた「モノブロック」が根管壁と接着する，というコンセプトをもっている．現在はセルフエッチングが可能である第四世代の接着性シーラーであるMetaSEAL SE（サンメディカル）が新しいものとしてあげられる．

NaOCl洗浄後にはアクセル（サンメティカル）などでの歯面処理を行うことが必要とされることが多かったが，第四世代の製品はそのまま使用することができる．また，シングルポイント根管充填法で最も高い封鎖性が発揮できるようである[1]．

モノブロックというコンセプトから破折強度に良い影響があるのではという期待がもたれたが，AH PlusとEpiphany SE（Real Seal SE［製造中止］と同製品），酸化亜鉛ユージノール系シーラーであるEndofill（Dentsply）の間に差は認められなかった[2]．接着性，封鎖性，細胞毒性についても他種シーラーに優位性があるとは言えない．

レジン系シーラーに期待される性能は根管内の乾燥状態に強く影響を受けると考えられており，充填前の準備から適切な術式を遵守することが重要である．

1) 石村　瞳ほか．接着性根管充填材のコロナルリーケージに関する評価．日歯保存誌．2009；52(2)：131-137．
2) Zamin C, et al. Fracture susceptibility of endodontically treated teeth. Dent Traumatol. 2012；28(4)：282-286.

用語解説

接着界面の応力：複合材料の材料間の接着面にかかる物理的な力を指し，これが大きいと材料間の界面亀裂（いわゆる"剥がれ"）が生じやすくなる．

（古畑和人）

築造

Q 築造時にラバーダムは必要ですか？

A 必要です．根管治療後の築造も，根尖部の健康状態に影響があります．

エビデンス

Goldfein J, et al. Rubber dam use during post placement influences the success of root canal-treated teeth. J Endod. 2013；39（12）：1481-1484.

　ポスト設置時のラバーダム使用の有無が根管治療の成功に影響するかの調査．ボストン・タフツ大学の卒前学生と卒後学生が行った185名204歯を対象とした．

　0.5〜5.75（平均2.7±1.5）年の経過観察時に，新たな根尖部透過像が見られたものを失敗とした．根管充填後に既製ポストを用いて築造する際に，ラバーダムを使用した症例数は少なかったが，その成功率は高かった（93.3% vs 73.6%）．

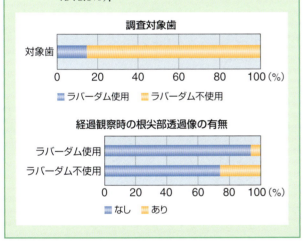

臨床での対応

　根管治療でラバーダムは必ず使用すべきである．ラバーダムは根管治療時の問題を減らすための標準術式で，エビデンスにかかわらず倫理的観点からも使用すべきものである．

　ラバーダムは元々，感水を嫌う金箔充填のために考案されたとされている．レジン充填もラバーダム防湿下で行うことが推奨されており，同様に築造時もラバーダムを使用したほうがよい．その目的の一つは築造時に混入する唾液によるコロナルリーケージを防止することである．ここで紹介した論文は，築造時のラバーダム使用の必要性に根拠を与えるものである．このことより，築造は根管治療の一環として考えるべきで，そうするとラバーダム使用下での築造を自然な流れで行うことができるだろう．

　写真のように築造時のラバーダム使用による術野の確保は，歯面清掃の点でも有利である．残存した仮封材および根管充填材，齲蝕などを発見・除去しやすくなり，より信頼性の高い築造を実施できる．

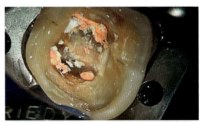
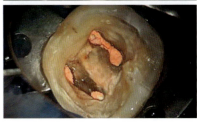

（吉岡隆知）

築造

Q ポストは必要ですか?
A 歯内療法学的な観点からは，必要ではありません．

エビデンス

Doyle SL, et al. Factors affecting outcomes for single-tooth implants and endodontic restorations. J Endod. 2007；33（4）：399-402.

ミネソタ大学歯学部における1993年1月〜2002年12月の10年間の根管治療症例196名196歯の成功率に影響を及ぼす因子を調査．

結果	ポスト	
	なし	あり
成功：根尖病変，症状なし	84.5%	73.2%
生存：治癒不確定 歯根膜腔拡大あり	5.2%	19.5%
追加処置が必要	4.5%	0%
失敗：抜歯，抜歯予定	5.8%	7.3%
Total	155teeth	41teeth

ポストのある歯はない歯に比べて，成功率が低く治癒不確定が多かった．

Aurélio IL, et al. Are posts necessary for the restoration of root filled teeth with limited tissue loss? A structured review of laboratory and clinical studies. Int Endod J. 2015；ahead of print.

ポストの必要性に関するレビュー．

小臼歯と大臼歯では，冠部歯質が半分以上残っており，全部被覆冠で補綴を行う場合は，ポストは必要ない．しかし，小臼歯で咬頭を保存して修復を行う場合は，ポスト設置が有益なようである．切歯に関しては議論の余地がある．ポスト設置により破折強度が増すことを示している研究もある．

臨床研究のレビューから，十分に歯質が残存している歯の生存率はポストの有無によらないことが示されている．例外的に，小臼歯かつファイバーポスト設置の場合のみ，全部被覆の生存率が高く，咬頭被覆されていない場合の歯根破折防止に効果的であった．

臨床での対応

根管治療を行った多くの歯には，その後の歯冠修復のために支台築造が行われる．補綴学的観点から，ポストは，歯冠修復物の良好な維持を行い，受ける力の分散を行うために設置され，残存歯質量や補綴物の種類により，そのデザインは決定される．

一方で歯内療法学的観点から，ポストは根管治療の成功率を下げる可能性があるため，ポストが不要であれば設けるべきではない．また，ポスト形成自体にもストリッピングや根管壁の菲薄化を引き起こし，再感染や歯根破折を招く可能性がある．

修復物の維持にこだわってポストを設置し，問題が生じているケースに遭遇することは少なくない．補綴学的観点，歯内療法学的観点双方からポストの必要性，長さ，デザイン，マテリアルの選択を行う必要があるだろう．

写真の症例では，患者は̄6の咬合痛を訴えていた（上）．遠心根のポストを除去すると，ポスト先端に穿孔を起こしていた（下左）．このように歯冠軸と歯根軸が一致しないケースでは，ポスト形成時に穿孔が起こりやすい．穿孔部をMTAにてリペアを行った（下右）．

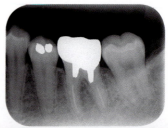
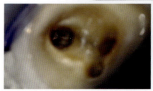
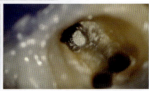

（辺見浩一）

築造

Q ガッタパーチャは，ポスト形成後どのくらい残っていることが好ましいですか？

A 明確な基準はありませんが，歯根端切除術で逆根管充填を行うことを考慮し，6mmを基準に考慮するのが望ましいです．

エビデンス

Alomari QD, et al. Effect of post length and diameter on remaining dentine thickness in maxillary central and lateral incisors. Int Endod J. 2011；44（10）：956-966.

ポスト形成後の残存象牙質の厚さについて調査．上顎中切歯25本，上顎側切歯25本を根管充填後ポスト形成．ポスト形成バーの先端径は，1.1〜1.5mmを使用．作業長から4mmのところまでポスト形成を行い，根尖から5mmと7mmでの歯根切断面の残存象牙質の厚みを計測した．

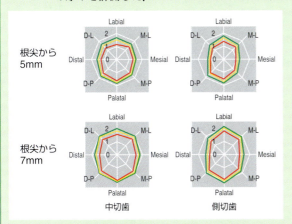

緑：根管形成前，黄：根管形成後，赤：ポスト形成後

残存象牙質の厚みが1mm以下になる部分は，5mm，7mmの両者に存在したが，5mmのほうが有意に多かった．さらに側切歯のほうが多くみられた．

Kim S, Kratchman S. Modern endodontic surgery concepts and practice：a review. J Endod. 2006；32（7）：601-623.

歯根端切除術を行う際，側枝や根尖の分岐を除去するために根尖部より3mmの切除が必要である．さらに，逆根管窩洞を3mm形成する必要がある．

臨床での対応

支台築造時にポスト形成する際，根管充填したガッタパーチャをどのくらい残すか，明確な基準はない．しかし，Alomariらの報告では，作業長から4mmまでポスト形成した場合，歯根象牙質はかなり菲薄になることが示された．症例により歯根の厚みや長さが違うため，作業長より4mmというのは明確な基準にはなりえないが，深いポスト形成を行うと，穿孔や歯根破折のリスクが大きくなる．

一方で，歯根端切除術の観点から見てみよう．Kimらの報告では，歯根端切除術を行う際，根尖切除3mmに加え，逆根管窩洞形成を3mm行う必要があるため，根管充填材の残存量は6mm以上必要であるとしている．写真の1のように深いポストが装着されている場合，歯根端切除術時に十分な逆根管窩洞形成は困難である．

このようにポスト形成後の根管充填材の残存量は，歯根端切除術を行う可能性を考慮して6mmを基準とし，それぞれの歯根の湾曲や根管壁の厚みを十分に考慮し，決定することが望ましい．

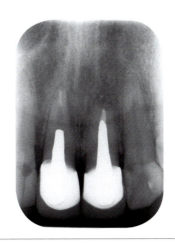

（辺見浩一）

築造

Q ポストと根管充塡材の隙間は，問題ありませんか？

A 根尖部の健康状態に影響を与えます．その隙間は大きいほど，根尖病変の出現率が高くなります．

エビデンス

Ozkurt Z, et al. The effect of the gap between the post restoration and the remaining root canal filling on the periradicular status in a Turkish subpopulation. Oral Surg Oral Med Oral Pathol Oral Radiol Endod. 2010；110（1）：131-135.

良好な根管治療が行われた288歯について，根管充塡材とポストの隙間が，根尖周囲の状態に与える影響を調査した．根管充塡材とポストの隙間はないほうが，根管治療後の根尖病変は有意に少なかった（$p < 0.001$）．

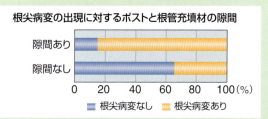

Moshonov J, et al. The effect of the distance between post and residual gutta-percha on the clinical outcome of endodontic treatment. J Endod. 2005；31（3）：177-179.

根管充塡材とポストの隙間の長さと根尖病変の出現率の関係を調べた．根管充塡材とポストの隙間が大きいほど，有意に根尖病変の出現率が高かった（$p < 0.005$）．

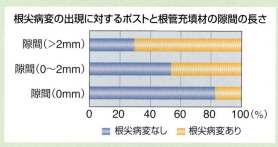

臨床での対応

　支台築造が歯内療法の成功率に与える影響は，残存する根管充塡材の長さによる漏洩の影響や，ポスト形成による破折荷重を調査したものが多く，ポストと根管充塡材の隙間を調査した研究は少ない．

　しかし，Moshonovらの報告に示されるように，隙間は根尖病変の出現と関連する．隙間は2mmを超えると成功率に大きく影響するが，0〜2mmであっても影響がある．

　写真の2には，ポスト先端と根管充塡材の間に約2mmの隙間がみられる．根管充塡の到達度と緊密度は良好なようであるが，根尖部透過像が出現している原因の一つに，この隙間があげられる．

　ポストは根管充塡材と接触していることが好ましい．臨床的には，ポスト試適時にデンタルX線写真を撮影するなど，ポスト先端の適合をチェックすることが推奨される．

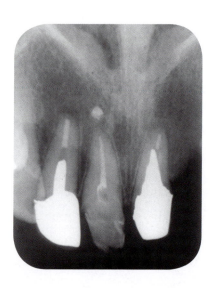

（辺見浩一）

築造

Q ファイバーポストは歯根破折を予防できますか？

A いかなる材料でも歯根破折を予防することはできません．ポスト脱離・歯質破折が発生した際，ファイバーポストよりも鋳造ポストのほうが，より重篤な歯根破折を引き起こす可能性が高いです．

エビデンス

Zhou L, Wang Q. Comparison of fracture resistance between cast posts and fiber posts : a meta-analysis of literature. J Endod. 2013；39（1）：11-15.

　鋳造ポストとファイバーポストにおける破折荷重（N）を比較した論文のメタアナリシス．1995〜2011年に発行された論文より，包含基準を満たす13の論文を比較した結果，鋳造ポスト群がファイバーポスト群に比べ，有意に破折荷重が高かった．

Santos-Filho PC, et al. Effects of post system and length on the strain and fracture resistance of root filled bovine teeth. Int Endod J. 2008；41（6）：493-501.

　135本の既根管治療牛歯における，ファイバーポスト，既製金属ポスト，鋳造ポストによる破折荷重（N）と，破折様相を評価．ポストは5mm，7mm，10mmの3種類の長さを使用した．

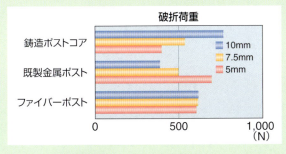

【破折荷重】
　鋳造メタルポストはポストが長いほど大きかった．一方でファイバーポストはポストの長さで違いはなかった．

【破折様相】
　ファイバーポストは，すべての長さで歯頸部付近で破折しており，再補綴可能であった．メタルポストは，歯頸部より根尖方向の歯根破折が多く，10mmの群ではすべて垂直性歯根破折で再補綴不可能であった．

臨床での対応

　これまでの研究から，鋳造ポストのほうがファイバーポストよりも破折荷重が高い傾向にあることが示唆されている．ただ，ここでいう破折とは必ずしも歯根破折を意味しているわけではなく，ポストの脱離および脱離に伴う歯質破折を意味している．つまり，鋳造ポストのほうが脱離しにくいと言える．しかし歯質破折様相は，鋳造ポストのほうが重篤な歯根破折を引き起こす可能性が高く，ファイバーポストのほうが歯頸部付近の破折にとどまる傾向にある．歯の保存を重要視するのであれば，脱離しやすいという傾向にあるものの，ファイバーポストを用いるべきであろう．

　臨床的にポストは歯根を強化するわけではないため，歯内療法学的観点からは必ずしも必要なものではない．残存歯質の量，フェルールの有無などを診査したうえで，コアマテリアルの選択，ポスト形成の是非などの検討を行う．

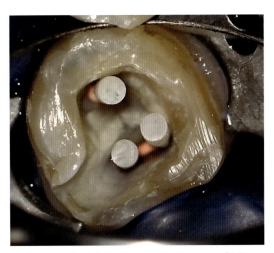

ファイバーポスト試適時のマイクロスコープ画像

（辺見浩一）

再根管治療

Q コアの外し方を教えてください．

A 術前にX線写真でポストのないコアであることを確認したら，切削による除去を検討します．クラウンやコアの適合がよく，除去の必要がなければ，外科的歯内療法を考慮してもよいでしょう．

エビデンス

> Souza SN, et al. Evaluation of a new protocol for removing metal retainers from multirooted teeth. J Endod. 2015；41（3）：405-408.
>
> 40本のヒト抜去下顎大臼歯に，リン酸亜鉛セメントで装着された鋳造ポストコアの除去を異なる4つの方法を比較検討した．
> ・Group 1：コアにスリットなし，超音波振動なし（コントロール）
> ・Group 2：コアにスリット，超音波振動なし（コントロール）
> ・Group 3：コアにスリットなし，コア表面に超音波振動
> ・Group 4：コアにスリット，スリット部に超音波振動
>
> Group2,4のスリットは，コアの上面に，頬舌方向に19mm，コアの高さの2/3の深さに垂直に切削した．
>
>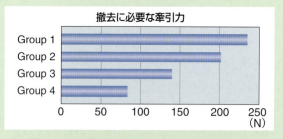
>
> 評価した群間で統計学的な有意差があった（p＜.05）．コアのスリットに超音波振動を加えた群が最も低い牽引力だった．

歯冠修復歯の模式図

Cr ：クラウン
Co ：コア
F ：フェルール
P ：ポスト
G ：ガッタパーチャ

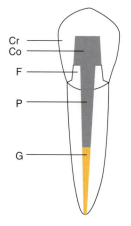

臨床での対応

再根管治療においては，多くのケースで支台築造が行われている．歯冠修復歯の構造の模式図を左に示す．除去が必要なのはポストのみ，コアのみ，あるいはポストコア両者なのかを術前に検討する．ポスト・コアを効率よく短時間で除去することは，すばやく感染根管へアクセスを行い，その後の感染除去を進めるうえで非常に重要である．また一方で，ポスト・コアの除去は困難なケースが多く，除去を行うだけで穿孔，歯根破折を招く可能性もある．そのため，術前のポスト・コアの状態，材料，X線診査を行い，解剖学的な形態に留意したうえで，そのポスト・コアの状態にあった除去法を選択することが重要である．また，除去が困難なケースでは，専門医への紹介，あるいは外科的歯内療法を選択することも考慮する必要がある．

【メタルコア】

メタルコアはセメント合着されており，セメントがウォッシュアウトしてしまっているケースでは，容易に除去できる．一方で，合着状態が良いケースでは，上部の築造体はすべて切削して除去する．

【レジンコア】

近年，レジンによる支台築造が増えている．レジンコアは基本的に切削により除去していくが，歯と同じ色調のため，慎重に除去を行う．レジンは乾燥させると白く濁るため，切削時にわからなくなったら一度エアブローで乾燥させる．また，薄くなってきたら超音波器具により剥がしていくと，穿孔のリスクは減少する．

（辺見浩一）

再根管治療

Q ポストの外し方を教えてください．

A 術前にポスト・コアの材料，適合状態，X線写真を確認し，その状態にあった除去方法を選択します．除去が困難なケース，除去によるリスクがあるケースでは，外科的歯内療法の選択も視野に入れましょう．

エビデンス

> Davis S, et al. Analysis of temperature rise and the use of coolants in the dissipation of ultrasonic heat buildup during post removal. J Endod. 2010；36（11）：1892-1896.
>
> 　10本のヒト抜去犬歯，小臼歯を用いて超音波振動を用いたメタルポスト除去時の温度上昇による組織損傷の危険性を推量し，さらに，スリーウェイシリンジ，エンドアイス，大気の3つの冷却方法の有効性を評価した．超音波振動は最大出力で行った．
> 　乾燥下ではポストに超音波振動を当てて，最高温度に達するまでの平均時間は45秒であった．このときの温度上昇は平均12.5℃だった．約20秒では，温度上昇が危険域に達することはほとんどないが，LD50（危険域に達する可能性が50％）は約37秒だった．
> 　冷却方法は，大気によるものがほかの2つに比べて劣り，有意差があった（$p < 0.0001$）．

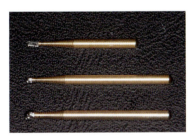

GREAT WHITE GOLDSERIES（SSホワイト）
GW-1（上），GW-2RSL（中），GW-6RSL（下）

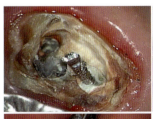
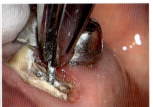
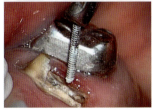

臨床での対応

【メタルポスト】

　メタルポストは除去用バーが届くようであればその中心を狙って慎重に切削する．除去用バーは，写真のようなバーであれば，シャンク，ヘッドの大きさを，さまざまなタイプから選択し，ポストの太さ，長さに合わせて使用できる．長いポストの際は，途中でX線撮影を行い，切削方向に間違いがないか確認する．ある程度短くなったら超音波振動をあて，緩めて除去する．下顎大臼歯近心根など，湾曲根の内湾側はデンジャーゾーンと呼ばれ，非常に薄く，穿孔のリスクが高いため，超音波振動をあてる際には注意を要する．また，超音波振動による温度上昇は，歯根膜，歯槽骨などの組織損傷につながるため，連続してあてないよう注意が必要である．

【既製金属ポスト】

　既製ポストにはさまざまな種類のものがある．棒状の形態のものは，周囲のセメントやレジンを除去すると緩んでくる．一方で，ネジ状のものは，周囲のレジンなどを除去しても緩まないため，頭部をホーのプライヤーでしっかりと把持し慎重に反時計回りに回転させると，少しずつ浮いて除去ができる（左写真）．それでも動かない場合は，無理に力をかけず，切削して除去する．

【ファイバーポスト】

　ファイバーポストの除去は，スリーブ内に除去ガイドのあるものもあるが，色調の判別が非常に困難である．マイクロスコープなど拡大視野下で硬さや色調を判別しながら慎重に除去する必要がある．除去自体は，超音波を当てるとささくれていくため，簡単である．また，ファイバーの繊維を患者に飲み込ませないようにするため，ラバーダムは必須である．

（辺見浩一）

再根管治療

Q ガッタパーチャを効率的に除去するには，どうすればよいですか？

A 上部はゲイツグリデンドリルなどの回転切削器具を用い，根尖側は手用ファイルを使用すると安全で効率よく除去できます．

エビデンス

Hülsmann M, Stotz S. Efficacy, cleaning ability and safety of different devices for gutta-percha removal in root canal retreatment. Int Endod J. 1997；30（4）：227-233.

異なる5つの方法でのガッタパーチャ除去効率を抜去歯にて評価．120本の単根の上顎前歯，小臼歯を#35まで拡大し，AH26シーラーとガッタパーチャで側方加圧充填したものを除去した．

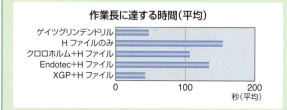

作業長に達する時間（平均）

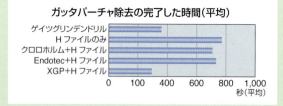

ガッタパーチャ除去の完了した時間（平均）

根管の清掃度	I 完全除去	II ←	III	IV	V →	VI ガッタパーチャ多量残存
ゲイツグリデンドリル	15（本）	6	1	-	-	2
Hファイル	8	13	-	3	-	-
クロロホルム	7	6	1	4	1	5
Endotec	4	10	1	3	-	6
XGP	8	6	-	3	1	4

＊XGPは実験中2本根尖部で破折し，GGDは4本破折した．

ガッタパーチャ除去においてGGD，XGPは効率的で時間の節約になるが，ガッタパーチャ残存，器具破折のリスクがある．手用のHファイルは，除去に時間がかかるがガッタパーチャを最もきれいに除去できることが示唆された．

臨床での対応

ガッタパーチャは現在の歯内療法において最も多く使われている根管充填材であり，再根管治療においては，以前充填されていたものをすべて除去するところから治療が始まる．日常臨床のなかで，再治療を行う機会は非常に多く，ガッタパーチャをいかに効率よく，安全に除去するかは，根管治療のなかでも非常に重要な部分である．

ガッタパーチャの除去には，さまざまな方法がある．ロータリーファイルなどの回転切削器具での除去は非常に効率が良いが，ファイル破折やレッジ形成，トランスポーテーションなどが起こりうる．ゲイツグリデンドリルは折れても基部で破折するので除去は比較的簡単である．一方で，HファイルやKファイルなどの手用器具単独でのガッタパーチャ除去は，安全性は高いが非常に時間がかかる．そのため，根管上部～中央部まではゲイツグリデンドリルでおおまかに除去を行い，根尖に近い部分は手用ファイルを用いて慎重に除去することが望ましい．

ガッタパーチャを除去する際，器具が根尖まで到達しても，完全に除去することは難しい．写真のように除去後にマイクロスコープなどの拡大視野での観察が可能であれば，ガッタパーチャが残存していないか確認することが望ましい．

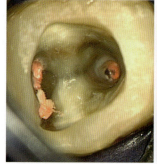 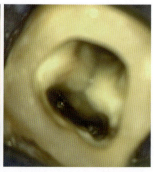

（辺見浩一）

再根管治療

Q 再根管治療における根管形成の基準はありますか？

A なぜ再治療が必要になったかを診断したうえで，以前の治療で足りない部分を補うことが基準となります．

エビデンス

長谷川誠実ほか．強い湾曲を有する根管の根管充填材除去法についての検討．日歯保存誌．1998；41（5）：912-917．

50歯の強い湾曲を有する根管を対象に，5種類のインスツルメントを用いて根管充填材除去効果と除去後根管の湾曲追従性の両面から評価した．

K	K-FLEXOFILE
G	K-FLEXOFILE GOLDEN MEDIUMS
H	HEADSTROM FILE
N	K-FILE NiTiFLEX
F	FLEXOGATES

使用ファイル	K	G	H	N	F
根尖側部	5	4	7	5	10 *
湾曲外側部	2	1	1	2	7 *
湾曲内側部	5	4	6	4	9

根管充填材残存例数（n＝10） ＊p＜0.05，有意差あり

使用ファイル	K	G	H	N	F
移動例数	6	4	10	4	0 *

根尖部の移動例数（n＝10） ＊p＜0.05，有意差あり

根管充填材の除去に関しては，効果的なインスツルメントは特定できなかった．湾曲の追随性はFLEXOGATESが有意に優れていた．

臨床での対応

再根管治療では，以前の治療で充填された根管充填材を除去することが必要である．根尖まで根管充填材を除去することで，根管形成が終了するケースもあれば，すべて除去したうえで，さらに感染源の除去が必要になるケースもある．根管充填材の除去は，インスツルメントが根尖に達したとしても完全に除去できているケースは少ない．そのため，デンタルX写真やマイクロスコープを用いて残存している根管充填材の確認をすることも必要である．写真は，上顎第一大臼歯近心頬側根の湾曲の先の根尖部に除去できていない根管充填材がCBCTにより発見された．このような根尖近傍の根管充填材の除去は，非常に難しい．

根管充填材の除去が終わった後，なぜその歯が再治療に至ったか，診断を行う．未処置の根管，フィン，イスマス，アンダーカット，側枝はないか？　根管に感染源が残されていないか？　以前の形成で根管のトランスポーテーションはないか？　など．

再根管治療では，一般的に湾曲根管は直線化し，根管は太くなる．さらに，根管充填材を除去したうえで，軟化象牙質が存在し，根尖孔が♯80を超えるような根管では，保存の可否を考えなければならない可能性もある．

根管充填材を除去した後に，以前の治療の不備を補填し，より質の高い根管充填により封鎖を行う．このように，まず根管充填材を適切に除去したうえで，必要な処置を行うことが再根管治療における根管形成の基準となる．

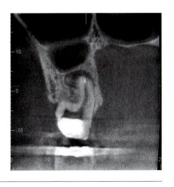

（辺見浩一）

逆根管治療

Q 歯根嚢胞は外科的に摘出しなくては治りませんか？

A 歯根嚢胞が非外科的歯内療法で治癒するかは，わかっていません．

エビデンス

Ramachandran Nair PN, et al. Types and incidence of human periapical lesions obtained with extracted teeth. Oral Surg Oral Med Oral Pathol Oral Radiol Endod. 1996；81（1）：93-102.

根尖病変を組織学的に調べた研究，256症例中15％が，上皮に囲まれた嚢胞腔をもつ歯根嚢胞であったと報告されている．

Ng YL, et al. Outcome of secondary root canal treatment：a systematic review of the literature. Int Endod J. 2008；41（12）：1026-1046.

再根管治療の成功率を根尖病変の大きさで比較した場合，5mm以下が67.3％，5mm以上が41.7％であった．根尖病変が大きいと，再根管治療の成功率は低下した．

臨床での対応

臨床的に歯根嚢胞と歯根肉芽腫の鑑別診断は難しく，病理検査でしか確定診断はできない．組織検査に基づいた既存の報告でも根尖病変が歯根嚢胞である割合は，報告によって幅がある．

術前に鑑別診断ができない以上，歯根嚢胞が非外科的な根管治療で治癒するかは確認できない．また，治癒したとしても，治癒後に歯根嚢胞であったかを診断することはできない．

歯根嚢胞を疑うような大きな病変であっても，まずは非外科的な根管治療を適切に行うべきである．そのうえで，症状が改善されない，もしくは病変の縮小が認められない場合に，根尖病変の摘出術と歯根端切除術を施行するのが望ましいと考える．

根尖病変が大きい場合には，事前に外科的な追加処置の可能性があることを，患者に十分説明しておく必要がある．

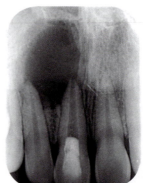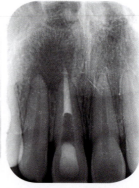

境界明瞭で大きな病変が非外科的歯内療法で改善している．左：初診時，右：11カ月後（根管充填後6カ月）

（吉岡俊彦）

逆根管治療

Q 歯根端切除術にマイクロスコープは必要ですか？

A 必要です．予後に大きく影響します．

エビデンス

> Kim S, Kratchman S. Modern endodontic surgery concepts and practice : a review. J Endod. 2006 ; 32 (7) : 601-623.
>
> 歯根端切除術の Modern technique は，マイクロスコープを用い，逆根管形成を超音波チップで行い，逆根管充填材に SuperEBA や MTA を使用する方法のことを指す．従来の歯根端切除術（トラディショナル）はマイクロスコープを用いず，逆根管形成をタービンで行い，逆根管充填材にアマルガムなどを使用する方法を指す．
> Modern technique の成功率はトラディショナルよりも高く，信頼性の高い治療として認められている．

> Setzer FC, et al. Outcome of endodontic surgery : a meta-analysis of the literature–part 1 : Comparison of traditional root-end surgery and endodontic microsurgery. J Endod. 2010 ; 36 (11) : 1757-1765.
>
> 成功率を比較したメタアナリシスでは，Modern technique 94％，トラディショナル 59％と有意差を認めた．

> Setzer FC, et al. Outcome of endodontic surgery : a meta-analysis of the literature–part 2 : Comparison of endodontic microsurgical techniques with and without the use of higher magnification. J Endod. 2012 ; 38 (1) : 1-10.
>
> 逆根管形成・充填は同条件にして，マイクロスコープを用いた場合と肉眼・ルーペを用いた場合を比較したメタアナリシスでは，成功率の平均がマイクロスコープ 94％，肉眼・ルーペが 88％と有意差を認めた．

臨床での対応

歯根端切除が適応となる症例では，術前に CBCT 撮影による診査を行い，マイクロスコープを用いた Modern technique で歯根端切除術を行うのが望ましい．

Modern technique の利点としては，根尖性歯根破折・側枝・フィン・イスマスの発見，歯軸方向への逆根管形成，旧根管充填材の確実な除去などがあげられる．

成功率に大きな差があるため，Modern technique が実施できない場合は，施術可能な医院への患者紹介を検討すべきである．

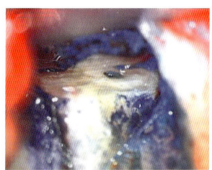
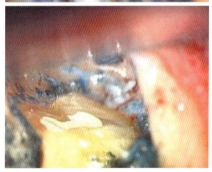

上顎小臼歯の歯根端切除を行うと口蓋側に未処置の根管と側枝の開口部を発見，イスマス部を含めて逆根管充填を行った

（吉岡俊彦）

逆根管治療

Q 逆根管充填材は何がよいですか？

A 保険診療で使用が認められている逆根管充填材は，SuperEBA（Bosworth，茂久田商会）です．MTA（ProRoot MTA など）は良好な治療結果が報告されていますが，わが国ではこの目的での薬事承認されていません．

エビデンス

Tsesis I, et al. Outcomes of surgical endodontic treatment performed by a modern technique : an updated meta-analysis of the literature. J Endod. 2013 ; 39（3）: 332-339.

歯根端切除術の Modern technique の治療結果に関するメタアナリシス．Modern technique では根尖切断面を拡大視野で観察し，超音波チップで逆根管窩洞を形成して充填する．

逆根管充填材にはさまざまな材料（IRM，SuperEBA，MTA など）が使われている．病変の縮小を基準に治療の成否を判定する方法が一般的であるが，MTA と SuperEBA が良好な結果を出している．とはいえ，他の材料との差はきわめて小さい．

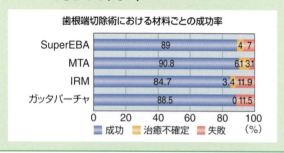
歯根端切除術における材料ごとの成功率

Li H, et al. Evaluation of microsurgery with SuperEBA as root-end filling material for treating post-treatment endodontic disease : a 2-year retrospective study. J Endod. 2014 ; 40（3）: 345-350.

根管治療後の病変に対する歯根端切除術の2年後の治療成績を調べた研究．Super EBA を用いた成功率は93.1％であった．患者の年齢，性別，根尖部Ｘ線透過像の大きさ，根尖病変の組織検査の結果，瘻孔は治療結果に影響を与えなかった（$p < 0.05$）．

臨床での対応

わが国では MTA は覆髄材として薬事承認を受けている．保険診療では逆根管充填材として使用できない．逆根管に使用する場合には施術者である「歯科医師の責任」のもとに MTA を使用することの利益と危険性を説明し，文書で「患者の同意」を得る必要がある．

MTA は生体適合性が良いとされているが，術野の止血のコントロールが重要になる．血液は MTA の硬さの低下や硬化膨張阻害を引き起こすだけでなく，そもそも充填が困難となる．操作性にも慣れが必要である．

その点，SuperEBA は保険診療内で使用できる．練和時の粉液比が難しく，練和にも習熟は必要である．しかし充填時の操作性は MTA と比べ良い．

最近は MTA を推奨されることが多いが，SuperEBA も良い材料である．特に初心者はこちらを使用して Modern technique に習熟し，法的な問題をクリアしつつ，MTA も使えるようになるのがよいのではないだろうか．

写真の症例は28歳，男性の ⎿1 を SuperEBA で逆根管充填した．デンタルＸ線写真は術直後と11カ月後．根尖部透過像の縮小が確認できる．

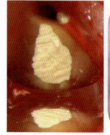 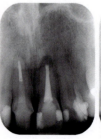 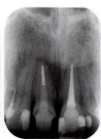

（山内隆守）

逆根管治療

Q 第二大臼歯や口蓋根でも，歯根端切除術はできますか？

A 解剖学的な面やさまざまな理由から非常に難しいと考えられるため，通常は行うことはありません．

エビデンス

Wallace JA. Transantral endodontic surgery. Oral Surg Oral Med Oral Pathol Oral Radiol Endod. 1996；82（1）：80-83.

　　上顎洞にアプローチをして上顎大臼歯の歯根端切除を行った報告．特に口蓋側からアプローチする場合には，神経や血管（動脈）に注意が必要．上顎洞に関する手術はとても繊細であるため，技術の習得とそれの習熟が必要．

Holderrieth S, Gernhardt CR. Maxillary molars with morphologic variations of the palatal root canals: a report of four cases. J Endod. 2009；35（7）：1060-1065.

　　口蓋根が2根管に分岐している上顎大臼歯を根管治療した症例報告．術前にCBCTを撮影し，根管数を把握しておくことが有効である．
　　この症例は稀なケースではあるが，そういう複雑な根管形態が存在するということに気付くことが大切である．上顎大臼歯では頬側根の多様性ばかりに注目せずに，X線画像と歯髄腔内の解剖についての診断を注意深く行う必要がある．

臨床での対応

　外科的歯内療法を行う前にCBCTを撮影し，適応を診査する．その際に，患歯周囲の皮質骨の厚さ，頬側皮質骨から根尖までの距離，根尖と上顎洞や下顎管との位置関係が問題となる．口唇や頬部の厚さ，固さの影響で患歯へのアプローチが困難な場合は適応から除外される．

　上下顎第二大臼歯および上顎大臼歯口蓋根は，以上のような理由のため通常は適応とならない．意図的再植法などを検討したほうがよい．

　下の写真は上顎第二大臼歯のCBCT像で，黄色矢印は頬側根である．頬側の骨の厚さ，および上顎洞の位置から外科的歯内療法は困難であることがわかる．右は水平断面像で，頬側根（黄矢印）にアプローチしようとすると第一大臼歯遠心頬側根が邪魔になる．第一大臼歯口蓋根（赤矢印）にアプローチしようとすると，皮質骨のみならず，厚い口蓋粘膜も施術には阻害因子となる．これらを考慮して施術可能か検討してほしい．

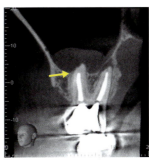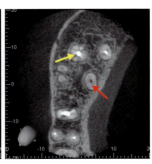

　左の写真は下顎第二大臼歯のCBCT画像である．根尖病変までの頬側皮質骨の厚さに注意してほしい．黄矢印は頬側からアプローチすると想定した場合の径路．根尖や病変まで距離がありすぎて施術困難である．

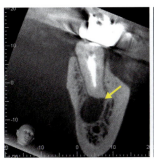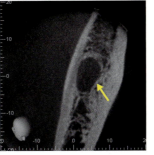

（山内隆守）

逆根管治療

Q 歯根端切除術より意図的再植のほうが簡単ではないですか？

A 術式だけを見れば簡単に思えますが，歯根や歯根膜に対する侵襲を考慮すると第一選択は歯根端切除術になります．

エビデンス

Tsesis I, et al. Outcomes of surgical endodontic treatment performed by a modern technique: an updated meta-analysis of the literature. J Endod. 2013；39（3）：332-339.

歯根端切除術のModern techniqueにおける治療結果のメタアナリシス．1年後の成功率は89.0%であった．また，マイクロスコープの使用はルーペ使用と比べ，有意に良好な結果となった．

Bender IB, Rossman LE. Intentional replantation of endodontically treated teeth. Oral Surg Oral Med Oral Pathol. 1993；76（5）：623-630.

意図的再植の予後を調査した研究．抜歯後，根尖切除してアマルガムで逆根管充填を行った．打診痛や根尖部圧痛を含む不快症状や瘻孔の出現，限局的な深い歯周ポケットがある場合には失敗とした．経過期間は最大で22年であった．成功率は80.6%，大臼歯77.8%，前歯・小臼歯84.7%であった．
以下のグラフに成功率をまとめる．

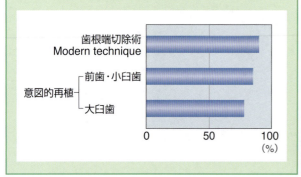

臨床での対応

歯根端切除術は，通常の根管治療で治癒しない症例，穿孔や異物等の問題を有する症例等が適応症とされている．歯根全体を検査できるわけではないため，舌側（口蓋側）に原因がある場合はアプローチが困難なこともある．

歯根端切除術と比べ意図的再植は歯根全体の状態を把握できるため，原因の特定はしやすい．しかし，歯根や歯根膜自体にかかる侵襲が大きく，術中に歯が破折する可能性や，術後に歯根吸収やアンキローシスが起こる可能性がある．そのため，解剖学的問題（オトガイ孔，厚い皮質骨など）や位置的問題（最後方臼歯）などの理由で歯根端切除術が適応できない場合に，やむをえず選択される．

外科的処置はあくまでも適切な診査・診断のうえに，術者の能力を考慮して選択する術式であることを忘れてはいけない．

写真は意図的再植症例である．患歯は⌊7．抜髄後，不快症状は治まるものの病変は消失しなかった．矯正治療を進めるうえで保存か抜歯か迫られていたので，意図的再植を行った．術後7カ月のCBCTより病変の縮小を認めた．

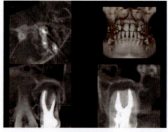
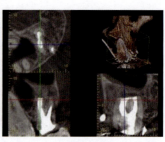

（山内隆守）

偶発症・難症例・難治症例

Q 形成中にファイルが折れてしまいました．どのように対応すべきですか？

A まず，患者に説明してください．そして，「除去せずに治療継続」「自身で除去」あるいは「歯内療法専門医に除去を依頼」のいずれにするかを説明し，患者の希望に沿うようにします．

エビデンス

Nevares G, et al. Success rates for removing or bypassing fractured instruments : a prospective clinical study. J Endod. 2012 ; 38 (4) : 442-444.

マイクロスコープ下にて，破折器具が見える場合（明視野）と見えない場合（暗視野）で，破折器具除去の成功率を比較した臨床研究．112症例中，明視野（n＝68）では超音波チップを使用し，暗視野（n＝44）ではバイパステクニックを使用した．

全体の成功（除去）率は70.5％（n＝79），明視野85.3％（n＝58），暗視野47.7％（n＝21）で，有意差が認められた（p＝0.009）．

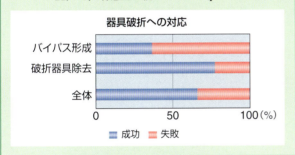

Fu M, et al. Removal of broken files from root canals by using ultrasonic techniques combined with dental microscope : a retrospective analysis of treatment outcome. J Endod. 2011 ; 37 (5) : 619-622.

マイクロスコープ下にて根管から破折ファイル除去を試みた症例の，予後を評価した研究（n＝66歯）．破折器具除去は超音波チップで行った．

治癒率は81.8％，破折器具の有無で有意差はなかった（p＜0.05）．ただし，除去を試みて穿孔した場合の治癒は，有意に悪かった．

臨床での対応

近年，NiTiファイルの使用頻度が多くなっている．それと比例するようにファイル破折も増加しているように思われる．除去にはマイクロスコープを使用し，明視野で行うべきである．

エビデンスで示したように，ファイルが根管内に残存していても基本を遵守した根管治療を行えば，8割の症例で根管治療が成功する．

不必要なトラブルを避けるためにも，破折した事実を確認したらただちに患者に説明する．何か起きた後だと不信感を招くことになり，今後の診療に差し支える．患者がその事実を知ったうえで除去を試みるか，そのままにするか，専門医に紹介するかを患者と相談する．なお，バイパス形成はマイクロスコープがない時代の対応法であり，成功率の低さから採用する根拠はないと考える．

写真は6|の破折ファイルを除去することはできたが，除去に集中しすぎて根管内を過剰切削してしまった症例．除去のために過剰に根管を拡大したり，穿孔したりでは本末転倒である．根管治療の目的は残存歯質をできるかぎり保存し，可能なかぎり根管内の細菌を除去するということを，忘れてはいけない．

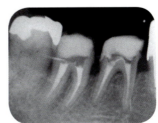
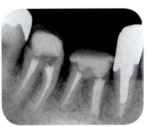

（山内隆守）

偶発症・難症例・難治症例

Q 穿孔しました．どのように対応すればよいですか？

A 適切な材料で的確に，そして適切な時期に封鎖することが望ましいです．材料は MTA が高い成功率を示しています．

エビデンス

Mente J, et al. Treatment outcome of mineral trioxide aggregate：repair of root perforations-long-term results. J Endod. 2014；40（6）：790-796.

歯根部穿孔封鎖における 12 年間（平均 27.5 カ月）にわたるコホート研究（対象歯 64 歯）．洗浄後，滅菌ペーパーポイントで乾燥させた後，MTA gun と Machtou plugger を使用して穿孔部を塞いだ．成功率は 86％であった（p＜0.05）．穿孔部位あるいは大きさにかかわらず，高い治癒率であった．

穿孔部位

	歯数	治癒歯	治癒率
歯槽頂部	10	9	90%
歯冠側 1/3	13	13	100%
歯根中央	15	11	73%
歯根側 1/3	8	6	75%
分岐部	18	16	89%

穿孔の大きさ

	歯数	治癒歯	治癒率
≦ 1mm	17	15	88%
1〜3mm	40	35	88%
>3mm	7	5	71%

臨床での対応

臨床において，穿孔に気づかないこともしばしばある．電気的根管長測定時に，思わぬ箇所で根尖を示した場合には，穿孔が疑われる．ファイルやガッタパーチャポイントなど造影性の高いものを穿孔部に挿入してデンタル X 線写真を撮影したり，マイクロスコープで穿孔箇所を確認するなど，穿孔の位置や大きさについて正しい診断を行うべきである．

感染のリスクを減らすため，穿孔に気づいた場合には早急に封鎖したほうが良い．しかし，穿孔部位によっては穿孔封鎖により根管口を塞いでしまう場合もあるので，根管治療の妨げにならない時期を選択することが望ましい．

写真は，6⏌の穿孔部を MTA（ProRoot MTA，デンツプライ）で封鎖した症例．1 年後，根分岐部の透過像が消失し，骨様組織の再生が確認できた．

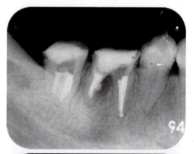
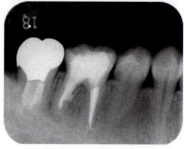

（山内隆守）

偶発症・難症例・難治症例

Q 根管充填後あるいはクラウンセット後の不具合（痛み，腫れ，瘻孔の出現）には，どう対応すればよいですか？

A 根管充填に不備がなければ，すぐに再根管治療は行わずに投薬をして経過観察します．それでも症状が治まらなければ，外科的歯内療法などの追加処置を検討します．

エビデンス

Harrison JW, et al. Incidence of pain associated with clinical factors during and after root canal therapy. Part 2. Postobturation pain. J Endod. 1983；9（10）：434-438.

根管充填をした229名を対象として，術後経過を当日，翌日，7日，30日，60日と観察していった．その結果，全体の47.6%（109名）に軽度なものも含む術後疼痛が起こった．そのうち，術後7日までが有意に多かった．また，疼痛は60日までに99.1%（227名）で完全に消失していた．

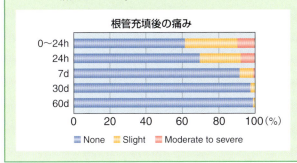

臨床での対応

臨床では根管充填後に痛み・腫れ・瘻孔が出現することがしばしばある．一過性のことが多く，抗菌薬や鎮痛薬の処方で寛解することが多い．エビデンスはないが，根管通過法を応用して瘻孔から生理食塩水を注入して洗浄することが有効な場合もある．

症状が持続する，もしくは何度も繰り返す場合，根管充填に不備がなければ追加の処置（外科的歯内療法）の適応を検討する．ただし，その前に原因が何であるのかを診断しなければならない．歯周病学的問題，補綴学的問題，歯根破折の発生，ときには原因歯が異なる可能性もある．その際，CBCTでの検査が有効なこともある．

未処置根管の存在が明らかとなった，根管充填に不備があった，などで再根管治療を行う場合は，治療の目標を明確にしなければならない．改善点を明確にせず根管治療をやり直しても，単に根管が拡大されるのみで，歯根破折や穿孔の可能性を高くするだけである．どうしても根管治療のやり直しが必要である場合は，専門医に紹介することを考慮したほうがよい．

写真の症例は44歳，男性の $\overline{6|}$．近心根に大きな根尖病変があり，根管治療を行った．近心頰側根管は石灰化のため閉塞であった．根管充填直後に腫れ，瘻孔が出現した．築造後に症状の改善がみられなければ，近心根に対して外科的歯内療法を行う予定である．

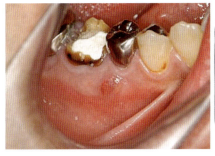
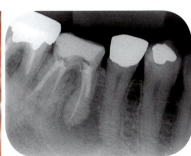

（山内隆守）

偶発症・難症例・難治症例

Q 痛みが出たら，仮封するよりも開放したほうがよいのですか？

A よほどの急性症状がある場合を除いて，開放処置は禁忌です．根管形成・根管洗浄をして水酸化カルシウムを貼薬し，しっかり仮封してください．抗菌薬と鎮痛薬を併せて処方してください．

エビデンス

Weine FS, et al. Endodontic emergency dilemma: leave tooth open or keep it closed? Oral Surg Oral Med Oral Pathol. 1975；40（4）：531-536.

抜髄後の痛みに対して開放処置あるいは仮封を行った225名の患者について調査した．仮封した場合に比べて開放した場合のほうが，治療終了までの治療回数は増え，症状は悪化した．

Sebastian R, et al. What is the effect of no endodontic debridement on postoperative pain for symptomatic teeth with pulpal necrosis? J Endod. 2016；42（3）：378-382.

歯髄壊死による症状に対して，根管清掃（根管形成と根管洗浄）を行った群は行わなかった群よりも有意に痛みは少なかった．いずれの群も仮封を行っていた．根管清掃後5日間の痛みの程度をグラフに示す．投薬の効果に有意差はなかった．

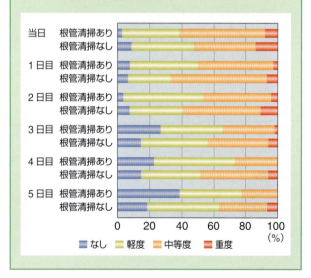

臨床での対応

　根管治療で仮封をせずに開放する治療法は，根強い人気がある．開放すれば痛みがなくなるから，というのが理由と思われる．わが国では開放処置が学術的な場で取り上げられることはまずない．しかし，民間療法のように浸透していて，開放処置を教える先輩歯科医師は少なくないと思われるが，実態は明らかではない．イギリスでの調査報告によると，全く開放処置を行わないのは41％の一般歯科医師で，いまだ開放処置をしている歯科医師がいる，と嘆く結論であった[1]．歯内療法専門医のコンセンサスとして，開放処置は受け入れ難い治療法である．一般歯科医師だからといって，開放してよいことにはならない．

　写真は32歳女性のデンタルX線写真および治療時のマイクロスコープ画像である．抜髄後，仮封→軽度の打診痛→開放を半年以上繰り返し，治療が進まないと転院した．患歯を見ると，根管口はほとんど拡大されていない．わが国で開放処置というと，このような症例が典型なのではないか．抜髄後の症例に開放処置をしてはいけないということは1970年代に決着がついている．急性症状がある場合でさえ，きちんと根管形成および根管洗浄をすれば仮封しても何ら問題がないことは，Sebastianらの調査で明らかである．

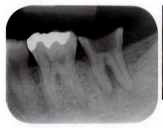 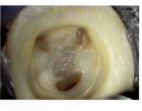

1) Eliyas S, et al. Do general dental practitioners leave teeth on 'open drainage'? Br Dent J. 2013；215(12)：611-616.

（吉岡隆知）

偶発症・難症例・難治症例

Q 術前の抗菌薬の投与は，フレアアップの予防に有効ですか？

A 術前に抗菌薬を投与しても，あまり効果がないようです．また，フレアアップが起こる可能性があることを術前や術直後に説明したほうがよいです．

エビデンス

Akbar I. Efficacy of prophylactic use of antibiotics to avoid flare up during root canal treatment of nonvital teeth : A randomized clinical trial. J Clin Diagn Res. 2015 ; 9 (3) : ZC08-11.

　根管治療前に抗菌薬（アモキシシリン）投与群と非投与群を無作為に分け，フレアアップの予防効果を評価した研究（n＝100）．
　術前の抗菌薬投与群でフレアアップが起こったのは 4％，非投与群で起こったのは 6％．相互間に有意差は認められなかった．また，性別，年齢，歯種においてもフレアアップの発生に有意差は認められなかった．

術前投与とフレアアップの相関

フレアアップ	術前投与	術前非投与	合計
あり	4％	6％	10％
なし	46％	44％	90％
合計	50％	50％	100％

臨床での対応

　フレアアップとは，急性症状を伴う再発のことである．無症状であったにもかかわらず，根管治療によって疼痛や腫脹などの急性症状が起きることを言う．

　一般にフレアアップの原因として，細菌の根尖孔外への溢出やオーバーインスツルメンテーションなど，さまざまな事象があげられる．写真はフレアアップ時の腫脹である．また，明確な予防法も確立されていない．

　根管治療の術後は多かれ少なかれ，程度はさまざまではあるがフレアアップは発生すると考えたほうがよい．そのため，患者にはフレアアップが起こる可能性があることを治療開始前，遅くても処置後には説明すべきである．

　フレアアップ発生後は患者の全身状態に注意し，抗菌薬・鎮痛薬を処方したうえで経過観察を行う．

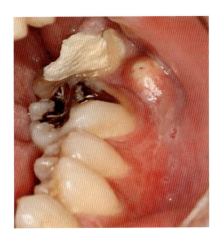

（山内隆守）

偶発症・難症例・難治症例

Q 抜髄時に麻酔が効きにくい場合は，どのように対応したらよいですか？

A 炎症が存在すると麻酔は効きにくいので，炎症を軽減させた後に十分な麻酔と時間を確保して処置することを推奨します．

エビデンス

Hargreaves KM, Keiser K. Local anesthetic failure in endodontics : Mechanisms and Management. Endodontic Topics. 2002；1：26-39.

根管治療において局所麻酔の失敗に関してまとめたレビュー．基本的には炎症が起きるとテトロドトキシン耐性ナトリウムチャネルが増加．その結果，リドカインが効きにくくなる．その他に，解剖学的理由，急性脱感作（タナフィラキシー），炎症による組織pHの低下，炎症による血流の増加，末梢神経侵害受容器の変化，中枢感作，患者の要因などがあげられる．

不適切な麻酔で根管治療を始めると，かえって痛みを与えてしまうので注意しなければならない．

【電動注射器】

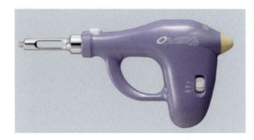

オーラスター（昭和薬品化工）

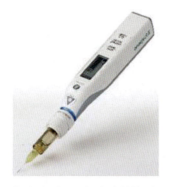

アネジェクトⅡ（日本歯科薬品）

臨床での対応

一般的に炎症が起こっている際，麻酔は効きにくいとされている．また，急性状態の多くは痛みの閾値が低下しているため，通常では痛みを感じない刺激でも痛みを起こす場合もある．急性歯髄炎の対応として当日は十分な説明，咬合調整，および投薬などの炎症を抑える対応を行い，次回時に十分な麻酔量と診療時間を確保して治療する．

また，どうしても当日処置を行う場合には，浸潤麻酔のほかに歯根膜内麻酔，髄腔内麻酔などを行う．それぞれにメリット・デメリットが存在するので注意が必要である．

近年の麻酔針は細くなり刺入時の痛みは感じにくくなってきている反面，注入時に強い力を加えないとしっかり浸透しない．注射時の圧力を一定にすることで患者が感じる痛みを少なくし，効果的に麻酔を効かせることができる．

歯科麻酔用電動注射器も各メーカーから販売しているので，使用することで術者の介助の一端を担うかもしれない．

写真は髄腔内麻酔時である．注射針が入るスペースができたら行う．必ず患者に一言声がけしてから，ゆっくり確実に行う．

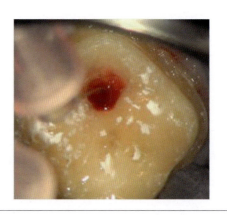

（山内隆守）

偶発症・難症例・難治症例

Q 浸出液がなかなか止まりません．どうすればよいですか？

A 確実な根管形成と洗浄を行い，歯冠部，根管内の感染源が可及的に除去できていることを確認したうえで，治らなければ外科的歯内療法や抜歯を考えるべきです．

エビデンス

Ricucci D, Siqueira JF Jr. Biofilms and apical periodontitis：study of prevalence and association with clinical and histopathologic findings. J Endod. 2010；36（8）：1277-1288.

　根尖病変を有する歯の処置・未処置根管におけるバイオフィルムの存在を評価．対象根管は106本（未処置64本，処置42本）．試料は外科処置や抜歯時に得た．
　バイオフィルムは根管内で77％，根尖孔外で6％に認められ，未処置歯では80％，処置歯では74％で有意差はなかった．バイオフィルムと臨床症状や瘻孔の存在に，相関性は見られなかった（p＞0.05）．
　デンタルX線写真上での病変の大きさが5mm以下だと62％，5mm以上だと82％で根管内にバイオフィルムが認められた．

バイオフィルム出現率

	未処置根管(%)	処置根管(%)	合計(%)
根管内	51/64 (80)	31/42 (74)	82/106 (77)
根尖孔外	4/64 (6)	2/42 (5)	6/106 (6)

戸村二郎ほか．難治性の根尖病巣の診断と治療－臨床病理・細菌学的検査法について－．日歯内療誌．1999；20（1）：22-31.

　難治症例（難治性根尖性歯周炎）を長期観察した論文．難治症例に対して細胞診や細菌検査をしながら根尖部炎症の治癒過程を確認した．また，非外科的処置として囊胞腔内に抗菌薬を注入し長期観察した結果，良好な治癒を得られた．

臨床での対応

　根管内からの浸出液（排膿）が止まらない場合は，歯冠側からの再感染，根管内と根尖孔外の感染源の残余が疑われる．
　残存していた齲蝕の除去，未処置根管や穿孔などを処置しても浸出液が止まらないときは，外科的歯内療法や抜歯も選択肢に入れなければならない．
　また，瘻孔が存在すれば，根管通過法を応用して生理食塩水で洗浄したり，病変内へ抗菌薬を注入したりすることで治癒することもある．
　写真の症例は，CBCTで6⏋の近心根のみに病変が認められ根管治療を始めたが，排膿が止まらないという理由で紹介された．見つかった穿孔を封鎖したが，排膿が止まることはなかった．瘻孔は存在しなかった．骨粗鬆症によりビスフォスフォネート製剤が投与されていたため，抜歯や外科的歯内療法に踏み切れず，月に1～2回の洗浄・貼薬を約1年行った．結果，排膿が減少していき，最終的には消失したため，MTAにて根管充填した．術前と比べ病変部は縮小しているように見える．現在も経過観察中である．このように，貼薬を繰り返すことで浸出液が止まることもあるが，予知性は低い．

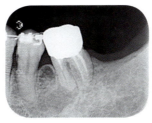 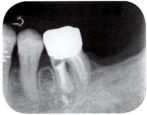

術前　　　　　　　術後

（山内隆守）

偶発症・難症例・難治症例

Q 瘻孔が消えない症例では，どのような原因が考えられますか？

A 患歯が間違っている，未処置の根管が残存している，歯根破折が存在する，根尖孔外に感染が波及している，などが疑われます．

エビデンス

現在，瘻孔を指す用語として，Fistel ではなく，Sinus tract を使用するようになっている．

> Gupta R, Hasselgren G. Prevalence of odontogenic sinus tracts in patients referred for endodontic therapy. J Endod. 2003；29（12）：798-800.
>
> 根管治療のために紹介された患者330人393歯に，瘻孔が存在する割合を調査した．生活歯髄を有する211歯（うち根尖透過像を有するのが12歯）には1歯も瘻孔が存在しなかった．根尖透過像を有する失活歯（未根管治療歯）では92歯中19歯（20.7%）に，根尖透過像を有する既根管治療歯では56歯中10歯（17.9%）に瘻孔が認められた．

> 土田眞美ほか．瘻孔を有する根尖性歯周病変内歯根表面の歯石様物質の観察．日歯保存誌．2002；45（2）：303-309.
>
> ファイバースコープを用いて瘻孔が存在する歯の歯根表面を観察した．25症例中19症例に歯石様付着物が認められた．

臨床での対応

ラバーダム防湿下で通法通り根管治療を行っても瘻孔が改善しない場合，疑われるのは，患歯の誤認，未処置根管の残存，歯根破折，根尖孔外の感染などである．

対応としては以下のことを行う．

① 瘻孔からガッタパーチャポイントを挿入して原因歯が正しいか，もしくは歯周病由来ではないかを再確認する

② 根管治療中に，洗浄針を意図的に根尖孔付近にロックまたは突出させた状態で，生理食塩水やアクリノールなどを根尖孔外に押し出す処置（根管通過法）を行って，効果があるかを確認する

③ CBCT の撮影を行い，以下のことをチェックする

・骨欠損像が隣接歯の根尖を含んでいた場合，隣接歯が原因である可能性を考える（2歯根尖含有病変）[1]

・歯根を取り巻くように骨欠損が広がっている場合，歯根破折の可能性を考える

・水平断面で未処置の根管が存在しないか確認する

上記の処置を行っても改善しない場合，外科的歯内療法を検討する必要がある．

写真は瘻孔が存在する 6̄．瘻孔からガッタパーチャポイントを挿入しデンタルX線写真を撮影した．ポイントが病変部に到達した（矢印）ことから，6̄の根尖由来であることがわかった．

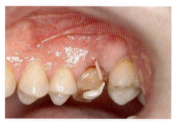
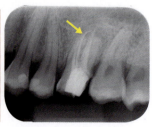

1) 吉岡隆知ほか．側切歯を中心に広がる根尖病変について 第一報．日歯内療誌．2015；36(2)：69-74．

（吉岡俊彦）

歯の破折

Q 根管治療した歯は，咬頭被覆したほうがよいですか？

A 残存歯質量にもよりますが，長期的な予後を考えた場合，咬頭被覆したほうが良いです．

エビデンス

Stavropoulou AF, Koidis PT. A systematic review of single crowns on endodontically treated teeth. J Dent. 2007；35（10）：761-767.

　咬頭被覆と直接充填（レジン，アマルガム）の長期生存率について比較した，システマティックレビュー．10年経過時までの累積生存率を求めた．
　結果，生存率は咬頭被覆群で81±12％，直接充填群で63±15％だった．直接充填群は，術後3年までは80％以上の生存率を示したが，その後有意に低下していった．

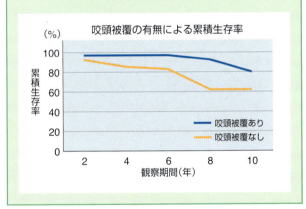

Nagasiri R, Chitmongkolsuk S. Long-term survival of endodontically treated molars without crown coverage：a retrospective cohort study. J Prosthet Dent. 2005；93（2）：164-170.

　220本の直接充填（レジン，アマルガム，セメント）を行った大臼歯に対する後ろ向き研究．1級窩洞であれば，5年時点で78％の生存率が期待できる．一方，咬合面を超えた窩洞形態では，充填材料に関わらず，生存率は50％以下となる．

臨床での対応

　直接充填処置は，接着材料や技術の向上によって，広範な欠損に対しても適応の広がりを見せている．しかしながら，既根管治療歯に対する修復処置では，従前通り咬頭被覆をしたほうが，安定した長期予後を期待できそうである．
　NagasiriとChitmongkolsukの報告にある通り，咬合面に限局していれば，コンポジットレジンを用いた直接充填も，比較的高い生存率が望めるが，2歯面に渡る窩洞では，その生存率は極端に低くなる．
　BabaとGoodacre[1]は，彼らの臨床指針として，欠損がアクセス窩洞に限局している場合はコンポジットレジン修復を計画できるものの，咬合面の磨耗，強い咬合力，パラファンクションの存在が疑われる場合には，その適応には慎重にならなければならないと記している．
　一方で，咬頭被覆の是非を問う論文の多くは，実験デザイン上の問題を孕んでいるとして，2015年にアップデートされたコクランレビュー[2]では，咬頭被覆と直接充填の優劣を決める明確なエビデンスはないと結論づけている．また，新しい修復方法や材料の発展は著しいものがあり，それらの長期的な有用性については，今後継続的に判断する必要がある．

1) Baba NZ, Goodacre CJ. Restoration of endodontically treated teeth：contemporary concepts and future perspectives. Endod Topics. 2014；31：68-83.
2) Sequeira-Byron P, et al. Single crowns versus conventional fillings for the restoration of root filled teeth. Cochrane Database Syst Rev. 2015；9：CD009109.

（八幡祥生）

歯の破折

Q 垂直性歯根破折の診断は，どうすれば確実にできるのですか？

A たとえ最新の診断機器を使用したとしても，診断が困難なケースは少なくありません．まずは現時点で明らかにされている特長を把握し，疑う目を養うことが重要です．

エビデンス

Tsesis I, et al. Diagnosis of vertical root fractures in endodontically treated teeth based on clinical and radiographic indices : a systematic review. J Endod. 2010 ; 36（9）: 1455-1458.

垂直性歯根破折（VRF）の診断におけるシステマティックレビュー．1971〜2010年に発表されたVRFに関する論文を対象とした．
これまでに数多くのVRFに関する臨床研究が行われているが，VRFの定義，確認方法をはじめ各論文間の条件の差が大きく，十分な研究デザインをもつ論文は見当たらなかった．一方，多くの論文で以下の所見が多く報告されている．
【好発部位】
　　上下顎小臼歯，下顎大臼歯近心根
【特徴的な臨床所見】
　　主に頬側に見られる局所的な深い歯周ポケット
　　歯頸部に近い位置にある瘻孔
【特徴的なデンタルX線所見】
　　歯根の側方に広がり，取り囲むような冠状の透過像

Talwar S, et al. Role of Cone-beam Computed Tomography in Diagnosis of Vertical Root Fractures : A Systematic Review and Meta-analysis. J Endod. 2016 ; 42（1）: 12-24.

CBCTによるVRFの診断精度に関するシステマティックレビュー．デンタルX線と比較し，感度は高いものの，特異度は既根管充填歯において，顕著に低下し，デンタルX線写真以下であった．CBCTはVRFの診断に有用ということはできないと結論づけている．

	根管充填材の有無	感度	特異度
CBCT	あり	0.75	0.65
	なし	0.78	0.95
デンタルX線	あり	0.24	0.96
	なし	0.43	0.94

臨床での対応

垂直性歯根破折（VRF）は，破折の初期段階，つまり破折線の長さが短く，幅も狭いときには診断は難しく，一般に破折の進展に伴って明らかになる．そのため，経過が長期化しやすく，患者，術者双方に大きな負担がかかる．また，なるべく早期に診断できることが望まれる一方で，治療の第一選択は抜歯であり，誤診の少ない診断精度も要求される．

Tsesisらも記載しているようにVRFに特徴的な所見がいくつかある．少なくともこれらの所見を認めるときにはVRFを疑わなければならないが，必ずしも典型例ばかりではない．たとえば写真のように，肉眼的に破折線が明らかであっても，歯槽骨の破壊が起きなければ，深い歯周ポケットの形成は伴わない．

Talwarらの指摘のように，現時点において非侵襲的にVRFを診断することは，いかなる方法を用いても困難である．最終的には再根管治療により，または外科的に直接破折線を確認する以外に，信頼に足る診断方法はない．マイクロスコープなどの拡大装置の使用，メチレンブルーによる染色は有効であるが，マイクロスコープで観察できる範囲は限られていることや，イスマスやフィンとも鑑別が困難な場合があるなど，決して確実にVRFの可能性を排除できるわけではない．現状では，非侵襲的にも侵襲的にも，限界があることを認識しなければならない．

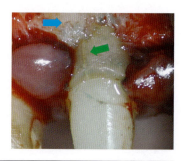

歯頸部から歯根破折線が明らかであるが（→），歯槽骨の吸収は起こっておらず（→），このような場合，局所のポケット形成は伴わない

（八幡祥生）

歯の破折

Q 垂直性歯根破折の歯を残すことはできませんか？

A いかなる方法をもってしても，長期的な保存には不安が伴います．

エビデンス

Hayashi M, et al. Prognosis of intentional replantation of vertically fractured roots reconstructed with dentin-bonded resin. J Endod. 2004；30（3）：145-148.

　　垂直性歯根破折に対し，4META/MMA-TBBレジンを使用し，口腔外で接着操作，意図的再植を行った症例の経過．5年生存率は59.3％であった．経過中に抜歯となった歯は，すべて小臼歯または大臼歯だった．

菅谷　勉ほか．垂直歯根破折の実態と接着治療の臨床成績に関する調査研究．平成24年度8020財団調査報告書．

　　上述の研究と同様に，4META/MMA-TBBレジンを用いた意図的再植の生存率についての報告．術前に歯周ポケットが4mm以上認められた場合には，5年生存率が64.6％であった．他方，歯周ポケットが3mm以下の場合は82.6％であった．

Taschieri S, et al. A new surgical technique for preservation of endodontically treated teeth with coronally located vertical root fractures：a prospective case series. Oral Surg Oral Med Oral Pathol Oral Radiol Endod. 2010；110（6）：e45-52.

　　7歯の不完全破折を有する上顎前歯，小臼歯に対し，破折線を超音波チップで拡大した後，MTAを充填した症例の経過報告．33カ月時点で71.4％の成功率であった．

Floratos SG, Kratchman SI. Surgical management of vertical root fractures for posterior teeth：report of four cases. J Endod. 2012；38（4）：550-555.

　　複根歯の不完全破折に対する症例報告．歯肉弁形成後，複根歯の1根に破折が認められた症例に対し，破折線が確認できなくなるまで歯根を切除した．4症例とも，術後のX線写真上で，治癒傾向を確認した（観察期間8〜24カ月）．

臨床での対応

　歯の保存に対する要求は，患者，歯科医師ともに高まっていることは疑う余地がない．垂直性歯根破折（VRF）は抜歯が第一選択とされているが，保存を試みる方法について，少なくない症例報告がなされている．特に接着技術を応用した治療法については，日本発の報告が多い．

　Hayashiらは前歯など機能力がかからない部位で，菅谷らは術前に歯周組織破壊がない場合に，接着による再植の予知性が高いことを報告している．一方，ともに5年経過時においての生存率（菅谷らは歯周ポケット4mm以上の症例）は60％前後と報告しており，適応については慎重を期す必要があるだろう．また，両報告ともに，生存率は右肩下がりに推移しており，注意深く経過を追わなければならない．

　なお，接着を用いない治療法については，いくつか報告があるが，長期経過を追ったものは少なく，一般臨床に適応できるかは不明な点が多い．

　VRF歯に対して保存を試みる方法は，症例報告や小規模の後ろ向き研究以上に学術的な広がりを見せているとは言い難く，現時点において信頼に足る治療法とは言えない．

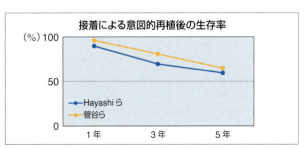

Hayashiらと菅谷らの報告のまとめ．菅谷らの報告からは術前に歯周ポケットを4mm以上有していた症例のみを抜粋

（八幡祥生）

最先端の治療とは

 最先端の器材を使うと治療結果もよいですか？

 非外科的歯内療法では，明らかでありません．一方，歯根端切除術のModern techniqueでは，治療結果の向上が見込まれます．

エビデンス

Fleming CH, et al. Comparison of classic endodontic techniques versus contemporary techniques on endodontic treatment success. J Endod. 2010；36（3）：414-418.

新旧の根管治療術式の生存率と，その経過を調査した後ろ向き研究．従来法および現代の術式の生存率はそれぞれ，98.03％（観察期間平均75.7カ月）および96.00％（同34カ月）で有意差を認めなかった．一方，再介入が必要となった歯は，有意に従来法に多かった．

新旧根管治療術式の比較

	従来の術式	現代の術式
切削器具	SSファイル	SSファイル+NiTiファイル
治療回数	ほぼ2回以上	主に1回
根管洗浄方法	NaOCl + H₂O₂	NaOCl, CHX, EDTA, H₂O₂
根管充填方法	側方加圧	垂直加圧/側方加圧
その他使用器材		DOM，超音波器具，EALs
生存率（％）	98.03	96.00

SS：ステンレススチール，CHX：クロルヘキジン，DOM：マイクロスコープ，EALs：電気的根管長測定器

Setzer FC, et al. Outcome of endodontic surgery：a meta-analysis of the literature–part 1：Comparison of traditional root-end surgery and endodontic microsurgery. J Endod. 2010；36（11）：1757-1765.

歯根端切除術の術式を，新旧に分類し，その予後（6カ月以上）を調べたメタアナリシス．成功率は，従来の方法で59.04％，Modern techniqueで93.52％であり，Modern techniqueが有意に高かった．

新旧歯根端切除術術式の比較

	従来の術式	Modern technique
逆根管窩洞形成	回転切除器具	超音波器具
逆根管窩洞充填	アマルガム	IRM, SuperEBA, MTA
術野の拡大率	×0〜4	×10 DOM使用
成功率（％）	59.04	93.52

DOM：マイクロスコープ

臨床での対応

多くの実験室レベルおよび一連の症例報告等では，個々の新規材料，器材や技術を使用することにより，治療成績の向上に寄与する可能性が論じられている．

しかし，生存率で比較したFlemingらの報告からは，新旧根管治療の術式間に，統計学的な差は認めなかった．成功率という観点からも，1956年のStrindberg[1]と2011年のNgら[2]がそれぞれ，87％と83％と報告しており，年代により大きな差はない．今までのところ最新の器材の使用が，すなわち治療成績の向上につながるわけではないことがうかがえる．

一方，歯根端切除術については，マイクロスコープを使用し，微小外科器具を使用するModern techniqueが，明らかに治療成績の向上に寄与していると断言できる．

1) Strindberg LZ. The dependence of the results of pulp therapy on certain factors；an analytic study based on radiographic and clinical follow-up examinations. Acta Odontol Scand. 1956；14 Suppl 21：1-175.
2) Ng YL, et al. A prospective study of the factors affecting outcomes of nonsurgical root canal treatment：part 1：periapical health. Int Endod J. 2011；44（7）：583-609.

（八幡祥生）

最先端の治療とは

Q 根管治療に顕微鏡（マイクロスコープ）は必要ですか？

A あったほうが，より確実な根管治療を行うことができます．

エビデンス

> Yoshioka T, et al. Detection rate of root canal orifices with a microscope. J Endod. 2002；28（6）：452-453.
>
> 上下顎抜去歯の9歯種について，根管口発見率を比較．マイクロスコープ（倍率 ×4.6〜12.2）使用群は，肉眼およびルーペ（倍率 ×3.3）使用群に比較し，有意に高い発見率を示した．

> Schwarze T, et al. Identification of second canals in the mesiobuccal root of maxillary first and second molars using magnifying loupes or an operating microscope. Aust Endod J. 2002；28（2）：57-60.
>
> ルーペ（倍率 ×2）とマイクロスコープ（倍率 ×8）使用による上顎第一，第二大臼歯の近心頬側第2根管（MB2）の発見率を比較．マイクロスコープを使用することにより発見率が向上した．
>
>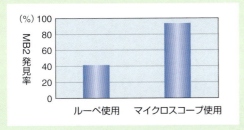

> Del Fabbro M, et al. Magnification devices for endodontic therapy. Cochrane Database Syst Rev. 2015；12：CD005969.
>
> マイクロスコープを含む拡大装置の使用が歯内療法の予後に与える影響について調べた，システマティックレビュー．文献検索の段階で，分析に値するランダム化比較試験は存在せず，臨床的予後に与える影響について，明確でないと結論づけた．

臨床での対応

根管治療にマイクロスコープを用いることの利点は，拡大視野の他，照明軸が視軸に近似した同軸照明を得られることがあげられる．ちょうど，両目から光を発して，視野を照らすような格好となり，影の少ない明るい術野を確保できる（写真）．暗く，狭い空間を対象とする歯内療法において，その恩恵は多大である．

米国歯内療法学会は，2012年の声明文で，マイクロスコープは現代の歯内療法において必要不可欠であり，今後10年のうちに，すべての歯内療法専門医がマイクロスコープを使用するだろうと予測している．しかし一方，Del Fabbro らは，質の高いエビデンスの欠如を指摘している．ほかの多くの歯内療法分野のコクラン共同研究も同様のことを指摘しており，この辺りの，*ex vivo* および *in vivo* の研究や臨床実感と，いわゆる EBM の原資とされる臨床論文の距離感が，現在の歯内療法を取り巻く実情なのだろう．

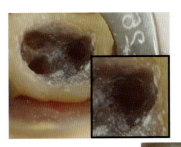
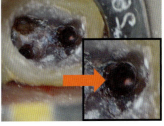

照明軸の相違による視野の違い．ユニットの照明（左）とマイクロスコープの光源（右）を使用して第一大臼歯を撮影（囲みは口蓋根管の拡大）．同軸照明によって，根尖付近に残遺したガッタパーチャ（→）が確認できる

（八幡祥生）

最先端の治療とは

Q 顕微鏡（マイクロスコープ）を買えば，誰でもうまく根管治療ができるようになりますか？

A 観察することは比較的容易でも，マイクロスコープ下で効果的に作業するには経験を含め，取り扱いに習熟することが必要です．

エビデンス

> Rampado ME, et al. The benefit of the operating microscope for access cavity preparation by undergraduate students. J Endod. 2004；30（12）：863-867.
>
> 臨床実習前の歯学部生（マイクロスコープ使用未経験者）に対し，2時間20分ほどマイクロスコープを使用した根管治療の講義実習を行い，その効果を評価した．上顎大臼歯の根管口を有意に高頻度で発見することができたが，アクセスキャビティーの質の向上は認めなかった．

> Bowers DJ, et al. Magnification's effect on endodontic fine motor skills. J Endod. 2010；36（7）：1135-1138.
>
> マイクロスコープ使用経験者と未経験者に対し，それぞれ肉眼，ルーペおよびマイクロスコープ使用下で，#10 C-file の先端を，どれだけ正確に目的の位置へ運ぶことができるかを調べた．使用経験の有無にかかわらず，マイクロスコープ使用により正確性の向上が見られた．一方，作業時間について経験の有無に差を認めた．未経験者では，マイクロスコープを使用することで，肉眼時に比べ2倍近い作業時間を要したが，使用経験3年以上の群では，いずれの作業環境下でも作業時間に有意差を認めなかった．

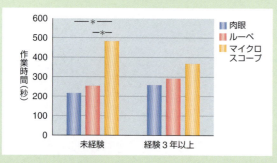

マイクロスコープ使用経験の差による作業時間の違い
（＊：統計学的有意差あり）

> Corcoran J, et al. The effect of operator experience in locating additional canals in maxillary molars. J Endod. 2007；33（1）：15-17.
>
> 2年間の歯内療法専門医養成過程に在籍している歯科医師が，プログラム開始から6カ月以内，および修了直前6カ月以内に行った，上顎大臼歯根管治療（マイクロスコープを使用）を対象に，MB2の治療率（発見および根管充填）を比較した．マイクロスコープの使用を含めた経験値が上がることで，MB2の治療率が向上することが示唆された．

臨床での対応

　マイクロスコープを使用して根管内を観察してみると，今までに観察できなかったものがよく見える反面，作業がままならないことがある．
　Rampadoらの報告からは，短時間の教育で"見る（根管口を発見する）"ことは容易に向上できるものの"作業する（アクセスキャビティーの質）"ことの向上は難しいことが示されている．またBowersらの報告からは，"作業する"効率の向上には，経験による習熟が重要となることが示されている．つまり，見えるだけでは，上手く作業することは困難である．そして，根管治療の技術の向上のためには，Corcoranらが示唆するように，正しい知識の下で，マイクロスコープ使用を含めた経験を積むことが重要なのである．

（八幡祥生）

最先端の治療とは

Q バイオセラミックって何ですか？

A 歯内療法分野においては，ケイ酸カルシウムを主成分とした根管治療用材料を指します．

エビデンス

バイオセラミックの種類

> Hench LL. Bioceramics：from concept to clinic. J Am Ceram Soc. 1991；74：1487-1510.
>
> バイオセラミックとは，疾病を有する，もしくは損傷を受けた生体を修復や再構成するための無機物の総称として用いられ，以下に分類される（本項で解説するバイオセラミックは生体活性に該当する）．
>
> | 名称 | 結合様式 | 例 |
> |---|---|---|
> | 不活性 (Nearly inert) | 機械的な嵌合 | アルミナ |
> | 多孔性 (Porous) | 多孔部への組織の進入と嵌合 | 多孔質アルミナ |
> | 生体活性 (Bioactive) | 組織との界面での化学結合 | ハイドロキシアパタイト |
> | 吸収性 (Resorbable) | 組織による置換，吸収 | 硫酸カルシウム |

バイオセラミックとケイ酸

> Damen JJ, Ten Cate JM. Silica-induced precipitation of calcium phosphate in the presence of inhibitors of hydroxyapatite formation. J Dent Res. 1992；71（3）：453-457.
>
> 本来の目的は *ex vivo* における歯石の石灰化機序を調べるというものだったが，二酸化ケイ素（SiO_2）が口腔内環境で硬組織形成に大きな役割を果たすことを示した．

歯内療法におけるバイオセラミックの構成物

> Shen Y, et al. What do different tests tell about the mechanical and biological properties of bioceramic materials? Endod Topics. 2015；32：47-85.
>
> 現在，歯内療法で使用されているバイオセラミックの解説および材料学的な比較をした総説．主成分は製品間で若干の相違があるものの，ケイ酸三カルシウムおよびケイ酸二カルシウムである．これらケイ酸塩を主成分とした水硬性セメントの使用は，MTA を礎としている．

臨床での対応

近年海外を中心に，歯内療法における新しい材料として，バイオセラミックという単語が散見されるようになった．本来バイオセラミックとは，生体に使用される無機材料やその複合材料の総称であり，生体の反応により大きく4種類に分類される．そのなかで生体活性型の，さらに一部，ケイ酸塩を主成分とした材料を，歯内療法分野では特にバイオセラミックと呼んでいる．Shen らの指摘にあるように，MTA ももちろんバイオセラミックである（下図）．材料学の分野では，これらの材料を Hydraulic calcium silicate cements（HCSCs；水硬性ケイ酸カルシウムセメント）と表記しており，語句本来の意味からはバイオセラミックよりも適当かもしれない．

バイオセラミックという言葉自体が，しばしば特定の製品を指すように用いられたり，Innovative Bioceramix 社が開発した製品があったりと，語句の曖昧さが，混乱の元となっているように思われるが，上述のように特定の製品を指すものではなく，一定の基準を満たす材料に用いられる用語である．近年の歯内療法で使用されるバイオセラミックは，製品によって多少構成が異なるものの，ケイ酸カルシウムを主成分とすることに差はない．

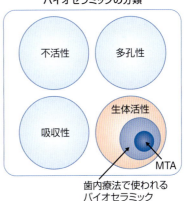

バイオセラミックの分類

（八幡祥生）

最先端の治療とは

Q 新しいバイオセラミックは，どういうときに使えますか？

A 適用範囲はMTAと同様です．また，材料の形状がさまざまあり，状況に応じて使い分けることで，操作性の向上が見込まれます．

エビデンス

新しいバイオセラミックとMTAの比較研究

Ma J, et al. Biocompatibility of two novel root repair materials. J Endod. 2011；37（6）：793-798.
- Endosequence Root Repair Material（ERRM；Brasseler, USA）ペーストタイプ
- ERRM パテタイプ
- MTA（Gray ProRoot MTA；Dentsply Tulsa, USA）

ヒト歯肉線維芽細胞を上記材料とともに培養し，細胞の生存率を調べた．材料間の細胞毒性に，差はなかった．

Chen I, et al. Healing after root-end microsurgery by using mineral trioxide aggregate and a new calcium silicate-based bioceramic material as root-end filling materials in dogs. J Endod. 2015；41（3）：389-399.
- Biodentin（Septodont, France）
- MTA（MTA angelus；Angelus, Brazil）

ラット皮下に上記材料を埋入し，組織反応を病理学的に検索した．埋入14日目以降，両群とも，炎症反応は軽度で差はなかった．

Caronna V, et al. Comparison of the surface hardness among 3 materials used in an experimental apexification model under moist and dry environments. J Endod. 2014；40（7）：986-989.
- ERRM ペーストタイプ
- Biodentin
- MTA（White ProRoot MTA；Dentsply Tulsa）

上記材料をポリエチレンチューブに充填し，臨床を模した状況で10日間静置した後，ビッカース固さを測定．MTAが最も高い値を示したものの，他2材料も十分に硬化していた．

Chen I, et al. Healing after root-end microsurgery by using mineral trioxide aggregate and a new calcium silicate-based bioceramic material as root-end filling materials in dogs. J Endod. 2015；41（3）：389-399.
- ERRM パテタイプ
- MTA（ProRoot Gray MTA）

ビーグル犬を用い，根尖性歯周炎を惹起した後，上記材料を逆根管充填材料に，歯根端切除術を施術．術後6カ月時点における治癒について，評価を行った．結果，おおむね同様の治癒傾向が見られ，またいくつかの評価項目では，ERRMがMTAより良好な結果を示した．

Nowicka A, et al. Response of human dental pulp capped with biodentine and mineral trioxide aggregate. J Endod. 2013；39（6）：743-747.
- Biodentin
- MTA（White ProRoot MTA）

ヒトを対象に，抜去予定上下顎第三大臼歯に上記材料で，直接覆髄を行った．6週間後に抜歯し，病理学的に歯髄の反応を調べたところ，両群とも良好なデンチンブリッジの形成と軽微な歯髄の炎症が観察され，差はなかった．

臨床での対応

ここでは特に，新しく市場に供されたバイオセラミックと，MTAについて比較する．

細かな報告のばらつきはあるものの，新しいバイオセラミックは，MTAと同様の臨床適用範囲と，同等の臨床成績が期待できそうである．これらの材料は，使用前に練和や混和が不要なもの，シーラーとして使用するもの，形状がペースト状やパテ状のものなど，多岐にわたる．使用目的や用途に合わせて，それらの材料を適宜使用することにより，操作性の向上が期待できる．

なお，ここで解説した新しいバイオセラミックの入手は，個人での輸入に限られる（2016年3月現在）．

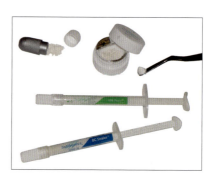

各種バイオセラミック材料
上段左：Biodentin．カプセルに粉末が入っており，専用の混和水を入れ，アマルガム混和器で混和する
上段中，右：ERRM パテタイプ．ジャーに入っており，必要量を採取できる．平頭充填器の先に乗せ，練成充填のように操作可能
中段：ERRM ペーストタイプ
下段：BC sealer（Brasseler, USA）．シーラーとして使用するバイオセラミック材料

（八幡祥生）

最先端の治療とは

Q MTAをうまく使うためのコツはありますか？

A 標準的な術式は以下の通りです．使用目的に適した形状のバイオセラミックを用いることも有効です．また，使用する前に症例を吟味することが必須です．

エビデンス

Bogen G, Kuttler S. Mineral trioxide aggregate obturation : a review and case series. J Endod. 2009 ; 35（6）: 777-790.

　MTAを使用した根管充填の総説．このなかで，根管充填方法について2つ紹介している．

【Standard compaction technique】

　混和後のMTAを根管内へ運び，プラガーやKファイル（MAFよりも1〜2号小さいサイズ）を使用して根尖方向へMTA泥を進め，アピカルプラグを形成する．このプラグは根尖から3〜5mmになるまで行う．

　充填後に超音波振動を加えることで，気泡の少ない，緊密な充填をすることが可能となる．

【Lawaty technique】

　十分量のMTA泥を一度に根管内へ運ぶ．このMTA泥を順次，根尖方向へ移動させる．MAFより1号小さいKファイルを使用し，MTA泥を根尖方向に運ぶように上下方向にパンピングする．順次，大きいサイズのKファイルを使用し，充填していく．

　この方法は，一度にある程度の量のMTAを髄腔内に運ぶため，Standard compaction techniqueのように一連の充填操作中に一々口腔外からMTAを運んでくる必要がなく，効率化が図られる．

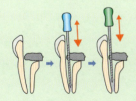

Lawaty technique. 髄室内のMTAをリザーバーとして，パンピング操作により根尖方向へMTAを移動させる

臨床での対応

　MTAは，操作性が良くないといわれる．しかし，直接覆髄，パーフォレーションリペア，根管充填または逆根管充填では，それぞれ求められる操作性は異なるはずである．汎用性は高いが，すべてに同一材料を使用すれば，おのずと操作性に対する不満は出てくるのだろう．

　BogenとKuttlerが紹介したテクニック以外にも，MTAブロック（名南歯科貿易ほか）やMAPシステム（デンツプライ三金）など，専用の器材を活用すれば，操作性は向上するだろう．それでもMTAの操作性に満足いかない場合には，近年市場に供されてきたバイオセラミック材料（114ページ参照）が有効かもしれない．それらは，ペースト状，パテ状などさまざまな材形があり，治療手技によって適切な材形を選択することができる．

　一方で，適応する前に，本当にその症例にMTAが必要か，使用可能なのかを考えるべきである．細い根管や湾曲の先など盲目的に不確かな作業を行わなければならない場合，不十分な充填になる可能性は格段に上がる．万一その後に再治療が必要となった場合，いかに不十分な充填であろうと，除去は非常に困難なものとなる（写真）．こういった症例に対しては，上記のリスクを把握し，利益が上回ると判断されるときのみ適応するべきである．

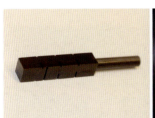 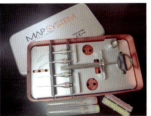

MTAブロック（左）とMAPシステム（右）

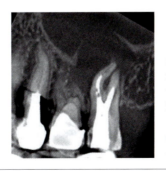

前医にてMTAによる根管充填がなされた上顎第二大臼歯．湾曲の先にはほとんど充填されていない．このような歯の再治療は困難を極めるため，安易な選択は慎むべきである

（八幡祥生）

最先端の治療とは

Q リバスクラリゼーションとは，どのような治療法ですか？

A リバスクラリゼーション（Revascularization）とは，血管再生という医学用語です．歯内療法では，本来 Pulp revascularization（歯髄血管再生）と呼ぶべきなのですが，略してリバスクラリゼーションと呼んでいます．失活した根未完成歯に対して歯髄再生を誘導することをいいます．

エビデンス

> Skoglund A, Tronstad L. Pulpal changes in replanted and autotransplanted immature teeth of dogs. J Endod. 1981 ; 7（7）: 309-316.
>
> イヌを使った実験で，根未完成歯を移植・再植後の歯髄血管を調べた研究．術後30日で血管の成長が見られた．

> Iwaya S, et al. Revascularization of an immature permanent tooth with apical periodontitis and sinus tract. Dent Traumatol. 2001 ; 17（4）: 185-187.
>
> 13歳少女の根未完成下顎第二小臼歯の根尖性歯周炎に対して，通常とは異なる治療法を行った．
> ・髄腔開拡後に根管形成を行わない
> ・根管上部のみ5% NaOClと3% H_2O_2 で洗浄
> ・抗菌薬（メトロニダゾールとシプロフロキサシン）を貼薬
> ・根管内に根尖孔から侵入した約5mmの生活組織を確認
> ・水酸化カルシウムペーストをその軟組織に接触するように設置
> ・髄腔開拡をグラスアイオノマーセメントと接着性レジンで封鎖
> 根管壁は厚みを増し，根尖孔は30カ月後に閉鎖した．無菌化した根管内には歯髄の血管再生が起こる可能性がある．

> Hargreaves KM. Adding regenerative endodontics to the table of contents. J Endod. 2016 ; 42（1）: 1.
>
> 2016年初頭のJOE誌編集長による宣言．最近5年間でJOE誌に1654本の論文が掲載され，そのうち，引用件数上位20編の論文のほぼ半数がRegenerative Endodontics関連であった．そのため，Regenerative Endodonticsという分野を独立させ，治療術式の改良につながる研究を促進させたい．

臨床での対応

リバスクラリゼーションとは，元々は外傷歯で見られた治癒の一形態である．長らくリバスクラリゼーションを実用化する治療法はなかった．しかし岩谷眞一（宮城県開業）の報告した症例が，リバスクラリゼーションを初めて実現したものとして注目された．

従来，根未完成歯の治療には水酸化カルシウムを用いたアペキシフィケーションあるいはアペキソゲネーシスが行われていた．これらの方法は時間がかかる割には効果が不確実であった．リバスクラリゼーションは根管の厚みを増しつつ，根尖孔を閉鎖させる，比較的簡便な方法として，世界的に症例報告が相次いでいる．

当初は歯髄が失活して根尖病変ができた症例でも歯髄が再生して歯根を完成させるとして期待されていたが，その後の動物実験および臨床報告により，むしろ歯周組織が根尖孔から根管内に侵入する創傷治癒とみなされている．歯髄や象牙質が新たにできたわけではなく，セメント質や骨が根管内に侵入している例のほうが多い．そのため，リバスクラリゼーションではなく，不特定な組織再生としてRegenerationと呼ぶほうがふさわしい．

写真の症例は，11歳女児の中心結節破折による根尖性歯周炎に対して行ったリバスクラリゼーション（左：初診時，右：9カ月後）．6% NaOClを用いた根管洗浄後に，根管内の軟組織上にMTAを置き，レジン充填した．デンタルX線写真では，歯根部の歯質が厚くなっているようにみえる．

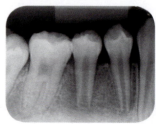
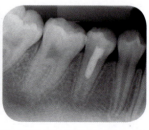

（吉岡隆知）

最先端の治療とは

Q Regenerative Endodonticsは，どのように行えばよいのですか？

A 根管形成，根管洗浄，根管貼薬など，報告者によるばらつきが大きく，まだ一定の術式は定まっていません．

エビデンス

Kontakiotis EG, et al. Regenerative endodontic therapy：a data analysis of clinical protocols. J Endod. 2015；41（2）：146-154.

Regenerative Endodontics（根管内組織再生療法）における術式を調べるために，1993～2014年に出版された60本の論文を検討した総説．機械的根管形成は68％で行われなかった．

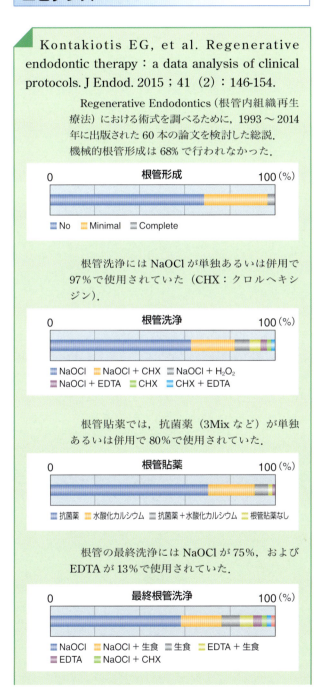

根管洗浄にはNaOClが単独あるいは併用で97％で使用されていた（CHX：クロルヘキシジン）．

根管貼薬では，抗菌薬（3Mixなど）が単独あるいは併用で80％で使用されていた．

根管の最終洗浄にはNaOClが75％，およびEDTAが13％で使用されていた．

根管内の血餅誘導は77％で行われていたが，根管内へのplatelet-rich plasma/platelet-rich fibrin（PRP/PRF）あるいはコラーゲンは，あまり使用されていなかった．

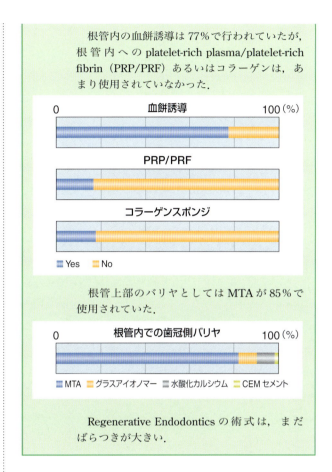

根管上部のバリヤとしてはMTAが85％で使用されていた．

Regenerative Endodonticsの術式は，まだばらつきが大きい．

臨床での対応

3Mixを含む抗菌薬の使用はわが国が発祥であるが，現在ではあまり肯定的に考えられていない．しかし海外では，Regenerative Endodonticsの使用で注目されているという現状である．

どの術式を採用するかは術者の裁量に任されるが，なるべくシンプルな方法を採用するのがよいのではないだろうか．患者または保護者への治療法，リコールの必要性などはしっかりと説明する必要がある．

（吉岡隆知）

エンドの勉強

Q コロナルリーケージとは何ですか？

A 歯冠側から根管内への細菌の漏洩のことです．根管治療を長期的な成功に導くためには，根管治療のみならず，その後の歯冠修復も重要となります．

エビデンス

> Swanson K, Madison S. An evaluation of coronal microleakage in endodontically treated teeth. Part I. Time periods. J Endod. 1987；13（2）：56-59.
> 　抜去歯を用い，根管充填後に人工唾液を用い，漏洩試験を行った．その結果，すべての被験歯で3日以内に根管内への漏洩が生じた．

> Wu MK, Wesselink PR. Endodontic leakage studies reconsidered. Part I. Methodology, application and relevance. Int Endod J. 1993；26（1）：37-43.
> 　漏洩試験の問題点についてまとめた総説．抜去歯を用い色素や細菌の進入を調べる研究は，結果のばらつきが非常に大きく，また臨床との関連性が希薄である．漏洩試験の正当性は非常に疑わしいと結論づけている．

> Ricucci D, Bergenholtz G. Bacterial status in root-filled teeth exposed to the oral environment by loss of restoration and fracture or caries--a histobacteriological study of treated cases. Int Endod J. 2003；36（11）：787-802.
> 　齲蝕や歯冠破折により，3ヵ月以上根管充填材が口腔内に曝露されており，かつ保存不可能な既根管治療歯を抜歯し，病理学的に検索した．根管充填の質が担保されている場合，根尖1/3まで細菌が認められたのは，5.1％だった．

> Gillen BM, et al. Impact of the quality of coronal restoration versus the quality of root canal fillings on success of root canal treatment：a systematic review and meta-analysis. J Endod. 2011；37（7）：895-902.
> 　根管治療の質と歯冠修復の質が根管治療に与える影響を比較したメタアナリシス．不十分な，根管治療または歯冠修復が施されている歯は，双方が良好な歯に比較し，根尖病変を有する可能性が高い（オッズ比2.7～2.8）．根管治療と歯冠修復の質が与える影響の差は認められず，どちらも同程度に影響する．

臨床での対応

　コロナルリーケージとは，歯冠側方向からの細菌の漏洩のことであり，既根管治療歯が再感染する主因の一つである．

　SwansonとMadisonは，根管充填のみでは細菌の侵入を防ぐことが困難であると報告した．以降，多くの試験が行われたが，WuとWesselinkの報告から，この漏洩試験自体の正当性や臨床との相関が不明であることが問題視された．事実，2007年のJournal of Endodonticsの論説[1]において，これ以降，これらの漏洩試験を用いた論文は原則，採用しないと宣言している．

　RicucciとBergenholtzは，根管充填の質が担保されていれば，口腔内に放置されたとしても，細菌は根尖まで到達しにくいと報告している．少なくとも漏洩試験の結果以上に，根管充填は漏洩防止に重要な役割を担っている，と考えるべきだろう．

　また，Gillenらの報告の通り，コロナルリーケージを防ぎ，根管治療を長期にわたって成功に導くためには，根管治療のみならず，その後に続く歯冠修復も非常に大きな役割を担う．

　他にも，仮封を緊密に行うこと，歯冠修復時にも唾液の侵入を防ぐこと（85ページ参照），二次齲蝕を防ぐといったことも重要である．根管治療により根管内の細菌数を減らした環境をできるかぎり維持し，再感染を防ぐために注意を払わなければならない．

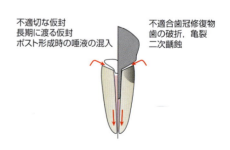

不適切な仮封
長期に渡る仮封
ポスト形成時の唾液の混入

不適合歯冠修復物
歯の破折，亀裂
二次齲蝕

1) Editorial Board of the Journal of Endodontics. Wanted：a base of evidence. J Endod. 2007；33(12)：1401-1402.

（八幡祥生）

エンドの勉強

Q 根管治療が苦手です．うまくなるにはどうすればよいですか？

A 講演会や短期講習などではなく，基礎的な知識から学べる教育機関での研修が望ましいでしょう．

　AAEではエンドドンティストになるには，歯科大学卒業後に2年以上歯内療法に関する専門研修を受ける必要があるとしている．

　日本歯内療法学会の専門医は，認定研修施設において5年間の臨床研修（常勤），もしくは7年間の認定臨床研修の受講が申請に必要となっている．

　根管治療は，根管形成や根管充填などテクニカルな部分が注目されがちであるが，本当に重要なのは，根管解剖や歯周組織に関する知識や診断に至るまでの論理的な思考である．やはりそれを適切に学べるのは，大学院などの教育機関であろう．複数人の指導者がいることで，偏ることなく知識を習得できる．また，自らの症例の診断・治療方針決定・治療内容などをその場で評価してもらうことで，理解が深まり，技術も磨かれる．

　開業医・勤務医の先生で，現実的に教育機関での研修が難しい場合には，症例を複数人の先生に評価・批判をしてもらう機会を定期的にもつことがよい．それも，うまくいった症例ではなく，悩んでいる症例・うまくいかなかった症例を提示したほうが，得られるものが大きいと思われる．

　それらによって正確な診断に繋がり，自らが処置可能か，対応困難かの把握もできてくる．対応困難な場合には，歯内療法専門医への紹介を検討すべきであろう．

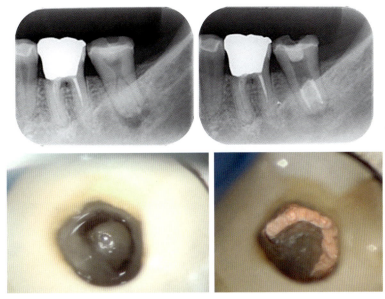

タウロドントで樋状根管をもつ7．このように非常に複雑な形態をもつ歯でも，髄腔開拡・上部形成・根管形成・洗浄・充填の一つひとつを適切に行うことで，治療が得られる．デンタルX線は左から治療前，根管充填時，口腔内写真は左から根管洗浄中，根管充填後

（吉岡俊彦）

エンドの勉強

Q 歯内療法に関する診療ガイドラインには，どのようなものがありますか？ また，どのように入手すればよいでしょうか？

A ガイドラインは主に学会が中心となって作成される場合が多いようです．しかし，歯内療法に関連するガイドラインの整備はまだまだ遅れています．日本語でも英語でも利用できるものは多くありません．

　診療ガイドラインとは適切な診断と診療について，基準を示すものである．ガイドライン作成の元になるのは各種学術論文である．それぞれのガイドラインでは，その分野に関連する論文の質を評価し，ガイドラインに採用した判断基準を明記している．本稿で紹介するガイドラインはインターネット経由で入手できる（2016年1月現在）．

> 日本歯内療法学会編．歯内療法ガイドライン．2009（http://www.jea.gr.jp/guide/image/guideline.pdf）
>
> 　残念ながら歯内療法に関して，臨床の現場で具体的な方針を示すようなガイドラインは存在しない．日本歯内療法学会編のガイドラインは，包括的な処置方針を示すだけで手技，推奨される器材までの言及はない．

　これは歯内療法のガイドライン全般に共通することでもある．たとえば根管形成法には数多くの方法があり，さまざまな根管形態に対して一通りの方法を限定することは不可能である．評価が定まらないうちに新製品に置き換わることも少なくない．また，治療結果はこれまではデンタルX線写真で主に評価されてきたが，CBCTでは異なる結果となることも報告されている．

　システマティックレビューも最近は多く作成されているが，そのほとんどが「採用できる適切な論文が少なく結論を出すことができない」というものである．今後も，適切な研究計画（CONSORT 2010声明などを参照）に基づいたランダム化比較試験といった臨床成績を評価した，質のよい論文の作成が大いに期待される．

　AAE（American Association of Endodontists）が公開しているガイドラインでもこの事情は同様である．

> AAE. Guidelines and Position Statements（http://www.aae.org/guidelines/）
>
> 　AAEのホームページにアクセスすると，ガイドラインを閲覧できる（写真）．紹介されている項目は多岐にわたり，幅広い情報を入手できる．各項目の更新や新規追加も随時行われているようである．勉強したい方は，ぜひアクセスしていただきたい．ただ，日本の事情にそのまま当てはめられない事項も多いので，注意が必要である．

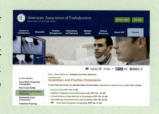

　歯内療法に隣接する分野として以下がある．

> 日本歯科保存学会編．う蝕治療ガイドライン　第2版詳細版．2015（http://www.hozon.or.jp/file/guideline/usyokuGL2.pdf）
>
> 　修復学からみたう蝕治療のガイドラインで，クリニカル・クエスチョンに対する明確な回答が記載されている．硬組織の観点から作成されており，今後の改訂では歯髄との関わりについての情報を充実が期待される．

> 日本口腔顔面痛学会診療ガイドライン作成委員会編集．非歯原性歯痛診療ガイドライン．2012（http://minds4.jcqhc.or.jp/minds/NDTA/ndta.pdf）
>
> 　非歯原性歯痛に関するガイドラインであるが，歯内療法の痛みについて，とてもよくまとまっている．現時点での痛みの診断・対応法について，臨床家には一読をお勧めしたい．

> 厚生労働省委託事業「歯科保健医療情報収集等事業」．歯科治療時の局所的・全身的偶発症に関する標準的な予防策と緊急対応のための指針．2014（http://www.mhlw.go.jp/seisakunitsuite/bunya/kenkou_iryou/iryou/shika_hoken_jouhou/dl/03-01.pdf）
>
> 　偶発症について，歯内療法に関連する項目がある．こちらも参考になるガイドラインである．

（吉岡隆知）

エンドの勉強

Q 歯内療法の論文には，どのようなものがありますか？

A 学術論文と商業誌の記事があります．一般の歯科医師が利用しやすいのは商業誌の記事ですが，学術論文に比べるとやや信頼性が劣ります．

学術論文

学術誌に掲載される論文のこと．

学術誌：学会などが定期的に発行し，査読※がある雑誌．総説，原著論文，症例報告などが掲載される．歯内療法に関する代表的な学術誌には，以下のものがある．学術誌を入手するためには学会に入会するなど，所定の手続きを踏まなければならない．

【和文誌】
・日本歯科保存学会誌
・日本歯内療法学雑誌

【英文誌】
・Journal of Endodotnics
・International Endodontic Journal

※査読

学術誌に掲載される論文は，著者が自発的に当該機関に投稿する．投稿された論文は，複数の査読者（referee）により審査され，掲載の可否が決定される．

査読者は，著者に文書で投稿論文について質問，修正・訂正依頼を出す．論文の大幅な修正が要求される場合もある．この過程で著者の独りよがりの説や間違いが訂正される．査読を丁寧に行うことにより，投稿された論文はより良いものになる．

査読者の評価を元にして編集委員長（editor）あるいは編集委員会が掲載の可否を判定する．掲載許可されることを accept という．投稿論文の内容が明らかに間違っている，研究方法が適切でない，文章の文法的な間違いが多い，などの理由で掲載が拒否（reject）されることがある．近年，実験や症例報告の倫理的問題，利益相反について厳しく審査されるようになった．

商業誌

営利目的に発刊される雑誌．商業誌の記事は症例報告や総説に近いが，通常，査読がないため，客観的事実よりは，著者の主観による記事が掲載される傾向がある．さらに，学術誌では修正されるような内容であっても，そのまま掲載されがちである．良い記事を選別して理解する必要がある．

一方で，最新の情報をわかりやすい形で編集してあるので，一般の歯科医師にとっては頼りになる存在である．商業誌は学術誌よりは入手しやすい．一般的に商業誌の記事は学術誌の参考文献にはならない．

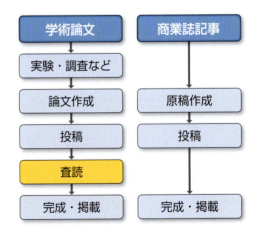

（吉岡隆知）

エンドの勉強

Q 学術論文には，どのようなものがありますか？

A 症例報告，原著論文，総説，システマティックレビューなどがあります．

> 豊島義博ほか．学び直し EBM　GRADE アプローチ時代の臨床論文の読み方．クインテッセンス出版，2015．
>
> 医学情報の信頼度は，以下の通り．
> ① 優れた医学論文（ランダム化比較試験の結果）
> ② 診療ガイドライン
> ③ 一般医学論文
> ④ 学会発表
> ⑤ 商業誌，新聞記事
> ⑥ 体験談，インターネットの情報

学術論文とは学会などの機関誌に掲載され，査読が行われた論文のことである．商業誌の記事とは異なる．

【症例報告】
1つ，あるいは一連の同一テーマの症例について，治療経過，治療法の提示，珍しい症例の提示などをまとめたもの．抄録（Abstract），緒言，症例，考察，結論，参考文献から構成される．

【原著論文】
あるテーマについて仮説を立て，その仮説が正しいかどうか検証した論文．通常，実験あるいはアンケート調査などで得られた結果について統計学的解析が行われて，仮説を検証する．抄録，緒言，材料および方法，結果，考察，結論，参考文献から構成される．

【総説（レビュー）】
あるテーマについて，これまで発表された関連する原著論文や症例報告を収集し，それらの結果をまとめて何らかの結論を導き出したもの．近年では，文献の収集はインターネット検索が利用されることが多い．

【システマティックレビュー】
あるテーマについて文献を収集し，GRADE systemで結果の重要度を評価して重要度の高い論文のみを選択し，結果について検討した論文．診療ガイドラインの元になることもある．

【コクラン共同計画(The Cochrane Collaboration)】
世界中の RCT（Randomized Controlled Trial）を収集して，医療に関わるさまざまな分野のレビューを行う国際 NPO 団体．エビデンスに基づく医療における意思決定をサポートすることを目的としている．特に予防の分野においては，多くの情報が集められている．

コクラン共同計画で作成されたレビューは，厳格なプロトコールに従って収集されたランダム化比較試験をメタアナリシスされ得られたものである．通常，研究デザインのエビデンスレベルとして RCT は最も強いものとされるが，それらのシステマティックレビューであるコクランレビューは，さらに強いエビデンスがあると捉えられている．

コクラン共同計画で作成されたコクランレビューはコクランライブラリーに集められ，抄録はすべてコクラン共同計画のサイトから閲覧することが可能．

なお，成書は学術論文の総説を集めたような信頼できるものと，商業誌の記事をまとめたようなもの，海外の成書を翻訳したものがある．

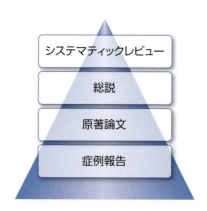

（吉岡隆知）

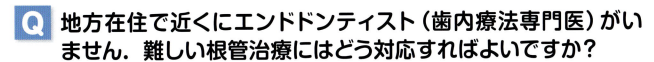

Q 地方在住で近くにエンドンティスト（歯内療法専門医）がいません．難しい根管治療にはどう対応すればよいですか？

A 歯の保存に関わる重要な処置であることを説明し，多少離れていてもエンドンティスト紹介を選択肢の一つとして提示するのがよいでしょう．

エビデンス

Barnes JJ, et al. Why do general dental practitioners refer to a specific specialist endodontist in practice? Int Endod J. 2011；44（1）：21-32.
　北アイルランドの一般開業医にアンケートをとった文献．エンドンティストへの紹介人数に関する回答では，「一切紹介しない」6％，「月に1人以下」82％，「月に1〜5人」12％であった．

Wolcott JF, Terlap HT. Follow-up survey of general dentists to identify characteristics associated with increased referrals to endodontists. J Endod. 2014；40（2）：204-210.
　アメリカの一般開業医にアンケートをとった文献．根管治療が必要になった症例をエンドンティストへ紹介している割合は，平均43％であった．また20％の一般開業医が90％以上の症例を紹介していた．

Motearefi P, Abbott PV. A study of the endodontic workforce in Australia in 2010. Int Endod J. 2014；47（5）：477-486.
　オーストラリアのエンドンティストの数などを調査した文献．2006年のデータでは，オーストラリアの人口が約2,069万人，一般開業医が8,747人，エンドンティストが117人．人口10万人あたりの一般開業医が42人，エンドンティストが0.56人．一般開業医－エンドンティストの比率が0.013．

Waldman HB, Bruder GA 3rd. Update on imbalanced distribution of endodontists：1995-2006. J Endod. 2009；35（5）：646-650.
　アメリカのエンドンティストの数・分布に関する文献．アメリカではエンドンティストは4,736人（2006年）で，人口10万人あたり2.2人．エンドンティストの分布には地域で偏りがある．

臨床での対応

　ここでの「エンドンティスト」とは，日常臨床で歯内療法のみを行っている歯科医師のことを指す（一般歯科医師でも規定を満たせばなれる日本歯内療法学会の専門医とは異なる）．アメリカの歯内療法の学会であるAAEは「American Association of Endodontists」の略で，直訳ではエンドンティストの協会となる．

　現在，日本にはいわゆるエンドンティストを認定・登録する規定はなく，正確に何人いるかは不明であるが，十数名であると認識している．また，その多くは東京近郊で開業している（日本歯内療法学会の専門医は187名）．紹介元の歯科医師としては，県外のエンドンティストへは遠くて紹介できないと考えがちだが，実際エンドンティストの診療室には県外からの患者は多く来院する．

　まず，根管治療が歯を保存するための重要な処置であることをしっかりと説明する．そして，患歯の根管治療の難易度が高いことを説明する．数回であれば，遠方でも通院を希望する患者は少なくない．

　今後，十分な数のエンドンティストの育成と適正な配置が必要であると考えている．

（吉岡隆知）

索引

あ

アクリノール……106
アピカルストップ……46
アピカルパーフォレーション……45,80
アピット……43
アペキシフィケーション……56,116
アペキソゲネーシス……56,116
アマルガム……110
アンキローシス……98
アンダー……41,79,81
アンダーインスツルメンテーション……80
アンダー根充……46
アンチカーバチャーファイリング……33
イスマス……39,50,76,93,95,108
鋳造ポスト……89
鋳造ポストコア……90
痛み……101
意図的再植……97,98,109
インピーダンス……42
ウォッチワインディング……32,34
齲蝕検知液……30
齲蝕治療……23
エポキシレジン……75
エルボー……35
エロージョン……74
円周ファイリング……33
オートクレーブ……36
オーバー……79,81
オーバーインスツルメンテーション……80,103
オーバーフィリング……80
押し出す……58
オトガイ孔……98
温水痛……20
温度診……20,21
温熱刺激……27
温熱診……20,22
音波洗浄……68

か

外傷歯……19,21
ガイドライン……120
外部吸収……12
開放……102
下顎管……97
下顎前歯……77
下顎第一大臼歯……50,51
下顎大臼歯……90,91
下顎第二小臼歯……116
下顎第二大臼歯……97
化学的清掃……62
可逆性歯髄炎……12,22,26
拡大……46
過酸化水素……60
カタラーゼ効果……61
ガッタパーチャ……76,78,80,84,87,90,92
加熱ガッタパーチャ……82
加熱側方加圧充填……82
仮封……70,71,102,118
カルボキシレートセメント……70
間接覆髄……23
感染源……45
感染根管治療……72
乾熱滅菌……36
冠部歯髄除去……28
寒冷診……19〜22
偽陰性……19〜21
機械的清掃……54,62
器具破折……38
気腫……61
既製ポスト……91
逆根管窩洞……87,96
逆根管形成……95
逆根管充填……96,115
逆根管充填材……95,96
キャビテーション……69
キャビトン……70
急性根尖性歯周炎……28
急性根尖膿瘍……12
急性歯髄炎……28
急性症状……103
急性状態……104
急性脱感作……104
狭窄……24,47
狭窄根管……31
偽陽性……19,20
局所麻酔……104
キレート……60,62
近心中央根管……51
クエン酸……55,56,62,69
楔効果……77
グラスアイオノマーセメント……23,26,70
クラック……77
クランプ……17,18
グルタールアルデヒド……36
クロイツフェルトヤコブ病……36
クロルヘキシジン……42,60,117
クロロホルム……92
ケイ酸カルシウム……113
ゲイツグリデンドリル……92

外科的歯内療法……72,90,91,101,105,106
嫌気培養検査……73
コア……90,91
口蓋根……97
口蓋粘膜……97
硬化性骨炎……12
交互洗浄……61
咬頭被覆……107
ゴールドスタンダード……10
黒変……25
コクラン……53,107,111,122
骨粗鬆症……105
コロナルリーケージ……85,118
根管乾燥……57,75
根管系……68
根管形成……31,45,48,52,53,68,72,93,102,105,117
根管充填……53,72〜76,79,80,82,83,85,88,101,115,118
根管清掃……102
根管洗浄……41,45,52,53,57,60〜66,68,72,82,102,117
根管探索……31
根管貼薬……54,57,59,117
根管治療の質……118
根管通過法……101,106
根管内吸引洗浄……40,56〜58,62,65〜67,69
根管内の齲蝕……30
根管の解剖学的形態……46
根管壁……30
根尖孔……48
根尖孔外に感染……106
根尖孔外の感染……106
根尖孔外への溢出……80
根尖最狭窄部……48
根尖性歯周炎……12,78
根尖切断面……96
根尖透過像……106
根尖の分岐……45,87
根尖病変……10,45,68,79,86,88,94,96
根尖部X線透過像……96
根尖部圧痛……12,98
根尖部透過像……10,21,46,85
根尖部の吸収……46
根尖部封鎖性……75
根未完成歯……19,24,26,116

さ

再感染……86
再帰ファイリング……40
細菌……74
細菌簡易培養検査……73
細菌検査……105
細菌培養検査……55,72,73

細菌漏洩	71	
再根管治療	14,30,90,92〜94,101	
最終修復	27	
細胞診	105	
酸化亜鉛ユージノール	80,83,84	
酸化亜鉛ユージノールセメント	23,70	
残存象牙質	87	
暫間的間接覆髄	23,24	
シーラー	74,76,78,80,114	
歯冠軸	86	
歯冠修復	86,118	
歯冠修復の質	118	
死腔	79	
止血	96	
歯根吸収	55,56	
歯根軸	86	
歯根端切除術	87,95,96,98,110	
歯根肉芽腫	94	
歯根囊胞	94	
歯根破折	77,86,87,89,90,95,101,106	
歯根膜内麻酔	104	
歯髄壊死	12,13,22,23	
歯髄再生	59	
支台築造	86,88	
失活歯	21	
ジップ	35	
自発痛	20,23〜25	
腫脹	53,72,103	
術後疼痛	45,101	
手用ファイル	32,38,92	
上顎小臼歯	77	
上顎側切歯	87	
上顎第一大臼歯	49,50,93	
上顎第二大臼歯	97	
上顎中切歯	87	
上顎洞	97	
除去	90,91,99,115	
除細動器	44	
シリンジ洗浄	57,67〜69	
シングルポイント	78	
浸出液	72,105	
髄腔内麻酔	104	
水硬性セメント	70,113	
水酸化カルシウム	23〜25,27,52,54〜56,58,70,102,116	
水酸化カルシウム除去	69	
髄床底齲蝕	30	
垂直加圧充填	76,78	
垂直性歯根破折	108,109	
スーパーボンドシーラー	84	
ステップワイズエキスカベーション	23	
ステンレススチールファイル	31,32,34,36,37,39	
ストッピング	70
ストリッピング	46,50,86
スプレッダー	77
スメア	62,63,74
生活歯	21
生活歯髄切断	24
生理食塩水	42,55,64
石灰化	24,46,101
切削診	21
接着性材料	71
接着性シーラー	84
接着性レジン	23,26,75
穿孔	30,42,46,51,55,86,87,90,99〜101,115
全周ファイリング	33
穿通	31,45,47
全部被覆冠	86
象牙前質	46
側枝	45,78,82,87,93,95
即日充填	72
側方加圧充填	76〜78,82
組織溶解	64

た

ターンアンドプル	32,35
第三象牙質	23
打診	21,22,27
打診痛	12,24,25,53,72,98,102
タナフィラキシー	104
段階的除去	23
炭酸カルシウム	58
知覚鈍麻	58
築造	85,101
治癒不確定	86
超音波	44,69
超音波振動	63,68,91
超音波洗浄	50,57,68
超音波洗浄器	36
超音波チップ	99
超弾性特性	38
直接覆髄	24〜27,114,115
鎮痛薬	28
デブリ	33
電気歯髄診	19〜21,44
電気診	19,22,29
電気的根管長側定	40〜44,47,57,67,100,110
デンジャーゾーン	33,50,51,90
デンチンブリッジ	25
樋状根管	78
同軸照明	111
到達度	79,81
疼痛	103
糖尿病	13
時計回り	32
トランスポーテーション	31,34,35,46,92,93
トルクコントロール	39

な

内部吸収	46
難治性根尖性歯周炎	56,82,105
肉芽組織	55
二次齲蝕	118
二重盲検法	53
二重盲検ランダム化比較試験	53
ネゴシエーション	39

は

バイアス	53
バイオセラミック	75,113〜115
バイオフィルム	50,105
ハイシール	70
バイパス	99
破折器具	46,99
破折強度	55,56,86
破折歯症候群	53
破折線	108
破折ファイル	99
破折様相	89
抜歯	105,108,109
抜髄	28,104
発泡	61,65,72
パラホルムアルデヒド	52
バランスドフォース	32〜34
腫れ	101
反時計回り	32
比較検査	53
比較試験	59
光重合コンポジットレジン	70
非外科的歯内療法	94
皮質骨	97,98
ビスフォスフォネート製剤	105
ビタペックス	58
病理検査	94
ファイバーポスト	89,91
ファイリング	32〜35
ファイル	31
ファイル試適	41,44
ファイル破折	31,37〜39,92
フィン	39,76,93,95,108
フェノール化合物	54
フェルール	89,90
不可逆性歯髄炎	12,22,24,27
覆髄	96
部分断髄	24,26,28
プラガー	78,115
フラッシュ	79,81
プリオン	36
フレアアップ	103
プレカーブ	31,34,35,47
プロテーパー	39

分界線……………………………………30	**A**	2 歯根尖含有病変……………………106
分岐………………………………………47	AH Plus……………………74,75,82～84	3Mix…………………………………59,117
閉塞…………………………………47,101	AH26 シーラー…………………………92	
ペースメーカー…………………………44	CBCT………………10,11,44,93,95,97,	
ペーパーポイント………………57,64,75	101,105,106,108	
扁平な根管………………………………39	CHX…………………………60,110,117	
ポスト…………………………86～88,90,91	Continuous wave of condensation	
ポステック………………………………71	法……………………………………82	
	double bow………………………17,18	
ま	Dycal……………………………………26	
マイクロクラック………………………80	EDTA……54,60,62,69,74,82,110,117	
マイクロスコープ……………………11,	Endo Vac………………………………67	
57,92,93,95,98,99,108,110～112	FC…………………………………………54	
麻酔……………………………………104	Fistel…………………………………106	
慢性根尖性歯周炎………………………55	Full pulpotomy………………………24	
慢性根尖膿瘍……………………………12	H_2O_2……………………60,61,110,116,117	
未根管処置歯……………………………28	H ファイル…………………………31,32,92	
未処置（の）根管…………………93,101	iNP ニードル……………………………67	
無菌的処置………………………………39	IPC………………………………………23	
無貼薬……………………………………55	IRM…………………………………71,96,110	
メチレンブルー………………………108	Justy………………………………41,43	
滅菌………………………………………36	K ファイル	
綿栓………………………………………57	……………31,32,34,41,43,55,92,115	
モノブロック……………………………84	MAF……………………………40,48,115	
	Master Apical File……………………48	
や	MB2……………………………………49,112	
有機質溶解………………………………63	Metaseal………………………………84	
有髄歯……………………………………29	Modern technique………95,96,98,110	
ヨード……………………………………58	MTA…………………………24～27,83,86,	
	95,96,100,105,109,110,113～117	
ら	MTA フィラペックス…………………75,83	
ラテックスアレルギー…………………18	MTA ブロック…………………………115	
ラバーダム…………………14～18,23,	NaOCl………………26,42,54,55,60～	
26,40,42,45,47,55,60,62,85,91,106	69,72,74,82,84,110,116,117	
ランダム化比較試験………………53,120,122	NiTi………………………………………32	
リーマー………………………………31,32	NiTi ファイル……………31,36～39,99	
リーミング…………………………32,34,35	Passive ultrasonic irrigation…63,69	
リエントリー……………………………23	patency…………………………………80	
リドカイン……………………………104	ProRoot………………………83,100,114	
リバスクラリゼーション……………116	PUI…………………………………63,67	
リン酸亜鉛セメント………………71,90	RC-Prep………………………………42	
臨床的正常歯髄…………………………12	RCT………………………………………53	
ルーペ…………………………95,98,111	Regeneration…………………………116	
冷水痛……………………………………20	Regenerative Endodontics	
レッジ……………………………………34	…………………………………116,117	
レッジ形成………………………………92	Root ZX……………………………41,43,47	
漏洩…………………………………23,71	SAF…………………………………67,69	
瘻孔…………21,25,53,72,96,98,101,106	Sinus tract……………………………106	
露髄………………………………23,24,26,27	SuperEBA………………………95,96,110	
露髄時の出血……………………………27	S 培………………………………………73	
	VRF……………………………………108	
わ	XGP………………………………………92	
湾曲………………………………………47		
湾曲根管…………………………32,34,35	**数字**	
	1 回治療……………………52,53,55,72,73	
	1 級窩洞………………………………107	

一歩進んだ臨床のための　エンド治療Q & A
Evidence Based Endodontics　ISBN978-4-263-44480-1
2016年10月20日　第1版第1刷発行

編著者　吉　岡　隆　知
発行者　大　畑　秀　穂
発行所　医歯薬出版株式会社
〒113-8612 東京都文京区本駒込1-7-10
TEL. (03)5395-7638(編集)・7630(販売)
FAX. (03)5395-7639(編集)・7633(販売)
http://www.ishiyaku.co.jp/
郵便振替番号　00190-5-13816

乱丁，落丁の際はお取り替えいたします　　印刷・三報社印刷／製本・皆川製本所
Ⓒ Ishiyaku Publishers, Inc., 2016. Printed in Japan

本書の複製権・翻訳権・翻案権・上映権・譲渡権・貸与権・公衆送信権（送信可能化権を含む）・口述権は，医歯薬出版(株)が保有します．
本書を無断で複製する行為（コピー，スキャン，デジタルデータ化など）は，「私的使用のための複製」などの著作権法上の限られた例外を除き禁じられています．また私的使用に該当する場合であっても，請負業者等の第三者に依頼し上記の行為を行うことは違法となります．

JCOPY ＜(社)出版者著作権管理機構　委託出版物＞
本書をコピーやスキャン等により複製される場合は，そのつど事前に(社)出版者著作権管理機構（電話　03-3513-6969, FAX　03-3513-6979, e-mail: info@jcopy.or.jp）の許諾を得てください．